スローピングで
ピンピン・スタスタ・介護なし

奈良岡紘子
Naraoka Hiroko

花伝社

本文・カバー　イラスト　駒見龍也

スローピングでピンピン・スタスタ・介護なし◆もくじ

推薦のことば

吉岡利忠
（日本体力医学会理事長・弘前学院大学学長・
聖マリアンナ医科大学客員教授・医学博士）

奈良岡さんご夫妻を一言で評すれば、副代表の紘子さんのオムロン社時代の正しい血圧の測定法開発を始め、「スローピング」の創設とどちらも最たるアイデアマンといえましょう。

私が存じ上げる奈良岡夫妻は青森県立弘前高等学校の先輩という誼《よしみ》もあり、私はスローピング命名以前から関わりがありました。十五年ほど前この件で相談があった時、瞬間的にピーンときました。これは逆転の発想、学者や専門家の虚を突くとてつもない大事をなさった。まさに「閃光の人」の偉業であると。

運動の場（坂道や階段）を、利用する側の都合によって決めてかかる。尺度は自分で決める。またこれを逆向きにも利用するという三重の自前の編成は、人任せよりいやが上にも効果が挙がります。しかも注意力を持って安全とくれば、憎たらしいほどの冴えと凄みがあります。非の打ちどころがありません。最初に相談を受けたとき、私は驚嘆の念を禁じえませんでした。

二、三か月もすると、「先生！　名前をつけて下さい。スローピングではどうですか？」と。命名から半年も経ったら、案の定、成果報告が速い。結果は異様でしかも速い。皆さんご存知のとおりこれまでの医学常識にはないことばかりです。

スローピングは高結晶運動で、皆さんの日常生活の質を上げてくれました。いまや当たり前のように用いられている医療現場での階段応用は回復が速いからにほかなりません。身体「活性力」が優れているからです。本著のタイトルである「ピンピン・スタスタ・介護なし」に直結します。

私も今では生活習慣病を防ぐために、厚生労働省のキャッチフレーズにさらに運動を重要視し、「1に運動、2に運動、3・4に運動、5に食事、6は禁煙、7クスリ」というように1から4まで運動をプラスし、機会あるごとにこのフレーズを推奨しています。運動はなによりスローピング継続ですね。

はじめに

生涯はつらつ元気!

自分の病気は一円もかけずに自分で治す!

こんな夢のような話が本当にあるとしたら……。

「自分で治すだなんて……そんな夢のような話があるわけない」と一笑に付されてしまいそうです。医薬に頼りきっている現代社会にあって、それは単なる冗談に聞こえるかもしれません。

しかしこの本の中に登場する話は、医薬に極力頼らず、ひたすらスローピングを継続したことによって生活習慣病を克服し真の幸せをつかんだ、本当にあったことばかり。

そもそも生活習慣病とはなんでしょうか。飲酒、喫煙、運動不足、食習慣の乱れ、不規則な生活、ストレス、長時間労働などによる疲労困憊・蓄積などの悪い生活習慣が積み重なった結果生じる病気、つまり自分が招いたものなのです。

その悪い生活習慣をきっぱりと絶って、スローピングを熱心に毎日行い続けるならば、あっという間に病気の虫が退散してしまいます。医療費の支払いに一喜一憂することもなく、明るく爽やかな健康生活が送れるようになるのです。こんな夢のような話が実際にあることを、あなたにぜひとも知ってもらいたい。その一念で書いた一冊なのです。

スローピングとは、「ある一定距離を定めて坂道や階段を前向きや後ろ向きで、上ったり下りたりを繰り返す」という簡単な運動方法のことです。

老若男女問わず、晴雨天昼夜関係なく、いつでもどこでも誰にでも、子どもから病気療養中の人にもできて、しかもお金が一円もかからない。

継続した方々があっという間に元気になってしまうことから、マスコミにも数々登場し注目を集めてきました。取り入れた介護の現場では、「お年寄りが元気になって介護が楽になった」とヘルパーさんから好評です。

そんな夢のようなスローピング、さっそくチャレンジしてみましょう。

奈良岡紘子

第Ⅰ部　今日からはじめられるスローピングのすべて

1　スローピングは、最短・究極の心身若返り法

スローピングとは？

スローピングとは、坂道や階段といった傾斜（スロープ）のあるところで、一定距離の上り下りを繰り返す運動です。

ゆるい角度の段差や傾斜をゆっくり歩いたり、歩幅を広げて早足できつい坂道を歩いたり、また前向きでなく後ろ向きに進む「逆スローピング」など、やり方はさまざまあります。自分の体力をみながら、自由に組み合わせられるのがポイントです。

ウォーキングに筋トレを加味したもの

スローピングは、ウォーキングに代表される「有酸素運動」よりも、酸素の摂取量が多い「増有酸素運動」です。また坂道や段差をうまく活用することで筋肉に負担をかける「筋肉トレーニング」です。この「増有酸素運動」と「筋肉トレーニング」の二つを組み

合わせることで、ウォーキングの約二〇倍の効率的な運動効果が得られます。

平地でのウォーキングの場合、早足で二〇分以上歩いても、体脂肪を燃焼するまでには至らない場合が多いのですが、スローピングはゆっくり歩いても筋肉にかかる負荷があるので、短時間で体脂肪を燃やすことができます。

ウォーキングに筋トレを加味したスローピングは、ダイエット・筋力強化・心肺機能強化・血管柔軟化・骨密度アップなどの効果があり、生活習慣病に関わる危険因子を防ぎ、脳の活性化も可能で、心身の若返りに最適な運動です。

2　スローピングの効果・効能

身体的効果

心肺機能を効率的に高める

スローピングの運動量は、平地速歩にくらべて二〜三倍の強度になります。坂道や階段を上るとき、心臓や肺に負荷がかかりますが、それだけ心肺機能を高めることになります。

しかも、山登りのように長時間登って降りるのとは違い、ある一定の距離を数分ごとに繰

スローピングに作動する主な筋肉

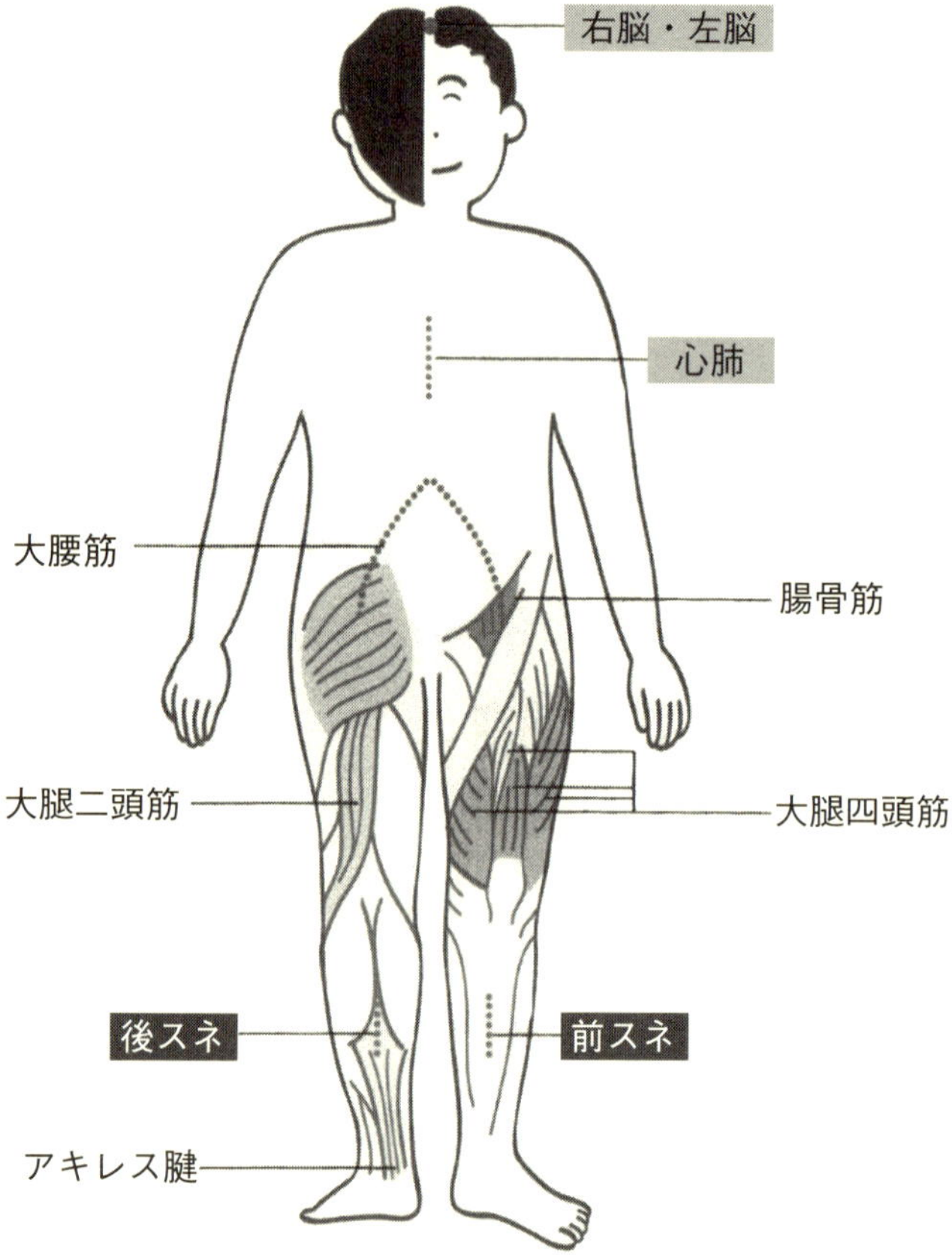

り返すわけですから、上るときに使った分のエネルギーの欠乏状態を、下りるときに回復するというサイクルになります。

したがって、心臓や肺を酷使せずに心肺機能が鍛えられ、持久力も高められるのです。

筋力アップ・細い血管の血流を良くし、生活習慣病予防・撃退に

坂道や階段を上るときには、普段使わない大腰筋や腸骨筋を始め広範囲の筋肉を使いますので、筋肉強化はもちろん内臓強化・ひざ痛・腰痛解消などの効果が実現できます。

また日常使わない筋肉を動かすことにより、筋肉周辺にある毛細血管が開いて血液の流れがスムーズになり、血管の弾力性も増してきます。結果として、血圧・コレステロール・血糖値は低下し、もちろん体脂肪も効率的に消費して、ダイエット効果も早くもたらします。

脳もイキイキ、ストレス解消、免疫力強化

スローピングによる両足の着地時に起きる衝撃（電気的刺激）が脳の神経細胞を刺激し、両脳を活性化させます。太ももやおしりの大きな筋肉を伸縮させると、脳を活性化させる筋紡錘が刺激され、脳の働きがよくなるともいわれています。

また、後ろ向きの逆スローピングの場合、五感をフル回転させなければなりません。こ

のことが脳によい刺激を与えて平衡感覚を養い、足元をしっかりさせて転倒を防いでくれます。脳・身体の活性化で免疫力も高められ、老化や認知症を防ぎます。

精神的効果

爽快感

脳細胞の活性化により頭がすっきり、爽快な気分になります。また、坂道や階段の下りで疲労を回復しながら、風を切る心地よさを一往復するごとに感じることができます。

充実感

「寝たきりにならずに、元気でいたい」という目的意識を持ってスローピングをしているうちに「健康でいられる」という確かな手応えを感じてきます。

達成感

スローピングは、血圧・血糖値・コレステロール値が下がった、膝・腰の痛みが楽に、不整脈が改善、ぜんそく発作が軽減、呆けが改善したなど、目に見えるかたちでよい結果をもたらしますので、自らの努力で成し遂げた達成感が得られます。

運動種目に対する評点

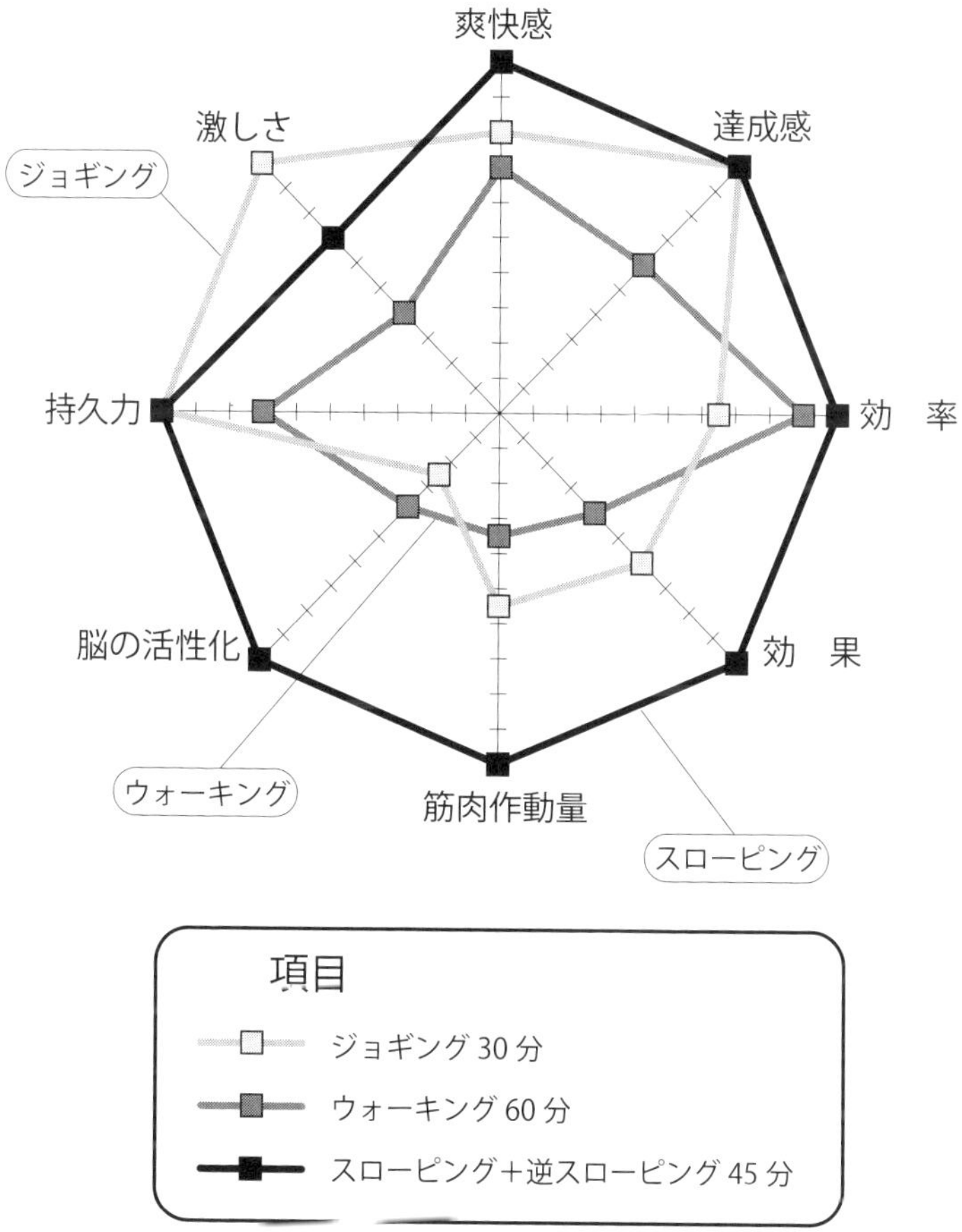
爽快感
達成感
効　率
効　果
筋肉作動量
脳の活性化
持久力
激しさ
ジョギング
ウォーキング
スローピング
項目
ジョギング 30 分
ウォーキング 60 分
スローピング＋逆スローピング 45 分

社会的効果

医療費削減に貢献

年間の医療費は、二〇一〇年度で三六兆六〇〇〇億円と膨大で、その四四・三％が七〇歳以上の高齢者で占められています。逆にいえば、高齢になっても元気で自立しつづけることが、医療費削減の最大のポイントになります。

スローピングを続けると、多くの方が「医者いらず」になりますので、医療費削減に大いに貢献するでしょう。

寝たきりでなく、健康長寿国世界一へ

世界の中でも寝たきりの人が多い日本ですが、スローピングを実行すれば、死ぬまで「ピンピン・スタスタ・介護なし」です。日本が実質的な「健康長寿国」になるのも夢ではありません。

3　実際にやってみましょう

効果的な姿勢

ウォーキングほど姿勢にこだわることはありませんが、次のようにすると、より効果が得られます。また、逆スローピングを続けているうちに姿勢がよくなります。

◎肩の力を抜いてアゴをひく
◎胸を張って背筋を伸ばす
◎ひじを直角に曲げ、しっかり大きく腕をふる（無理のない程度に）
◎ゆっくり空気を吐ききり、鼻からたっぷり吸う
◎深呼吸しながら楽しく行う
◎センターラインに沿うようにまっすぐに歩く。内股はつかず離れずに
◎足の指で地面をつかむようにし、蹴り上げる（親指に力点を置くとやりやすい）

スローピング7つの『できるだけ』

スローピングをする際の心得をまとめてみました。でもすべて頭に「できるだけ」がつきます。無理をしないで、楽しんで、自分に合ったやり方で――これが最大のポイントです。

◎できるだけ大股で
◎できるだけ速く
◎できるだけ力強く
◎できるだけリズミカルに
◎できるだけスローピング中は休憩をいれない
◎できるだけ毎日しよう
◎できるだけ体調と相談しながらベストを尽くす

毎日の行程・時間・行った内容・疲れ具合・心の状態などを「スローピング日記」にしてみましょう。進歩の度合いが確認できて続ける励みになります。

スローピングをするときの注意点！

◎自転車や車の通る一般道では行わないようにしましょう
◎坂道では必ず、二人以上のグループで。手軽にできるとはいえ、不慮の事故にもあいかねません
◎充分に周りの状況をお互いに確認しあってください
◎階段を使うときは、必ず手すりを持ちましょう
◎ストレッチや体操などの準備運動をしましょう
◎徐々に始めること。急に頑張ってしまうと、筋肉ばなれなどの故障を起こすことにもなりかねません。膝などに気をつけて少しずつ前進するようにしましょう
◎毎日するのが基本です。筋力は二日空けるとマイナスになることも。少なくとも一日おきに、最低週四日は行いましょう
◎おしゃべりなどで中断しないように
◎無理はしないようにしましょう

目標心拍数（拍／１分）
＝ 最高心拍数（２２０－年齢）×運動強度

例〈年齢 50 歳の人で、60%程度の運動強度で行う場合〉

220–50（歳）＝ 170……**最高心拍数**

170（最高心拍数）×0.6（60%）＝ 102 拍……**目標心拍数**

※１分間の脈拍が 102（10 秒間に 17 拍）になるぐらいの強度で歩くと、効率的ということです。

自分に合った歩くスピードを決める

自分の運動量を知る方法として、心拍数からの判断法が簡単で便利です。自分のペースが効率的なのかどうかを判断する目安にしてください。

まずは、二二〇から自分の年齢を引いて、自分の「最高心拍数」を計算しましょう。それに目標運動強度をかければ、目標心拍数がでます。

運動強度とは、一〇〇を最大としたとき、一般的に五〇％～六〇％ぐらいがあまり汗をかかず、効果的に脂肪が燃える運動強度とされています。ただし、高齢者や低体力者では四〇％ぐらいにしてください。

＊心拍数の測り方

親指の付け根のくぼみに他方の人差し指・中

指・薬指の先を当てて一〇秒間計測した数を、六倍する。これが一分間の脈拍数です。

基本呼吸

スローピングでは、スムーズな呼吸でたくさんの酸素を取り込むほうが効果的です。急な階段や坂道に挑戦しようとすると、たいていの人は意気込んで、ついついふんばってしまいがちです。そんなときは呼吸がおろそかになって、一時的に呼吸を止めて黙々とすすんでしまいがちです。これでは「増有酸素運動」の価値は半減してしまいます。

ポイントは、息を吸うときは鼻から「スースー」と二回。吐くときは、口から「ホッホッ」と二回。これを交互に繰り返すのがよいようです。

坂道スローピング初級コース★

往復歩数　100歩×20往復＝2000歩
往復距離　約800m
角度　5～10度
所要時間　約20分

初心者は、軽い準備運動、平地で二〇～三〇m歩行した後、太ももを地面が平行になるまで持ち上げて、両手を大きく振って一〇〇m歩きましょう。その後でスローピングをはじめるようにしてください。

最初は、二〇〇歩からはじめ、徐々に距離を伸ばしていくようにしましょう。年齢差、性別、状況差など個人差があるので、自分に合った程度を考えて決して無理をしないようにしてください。

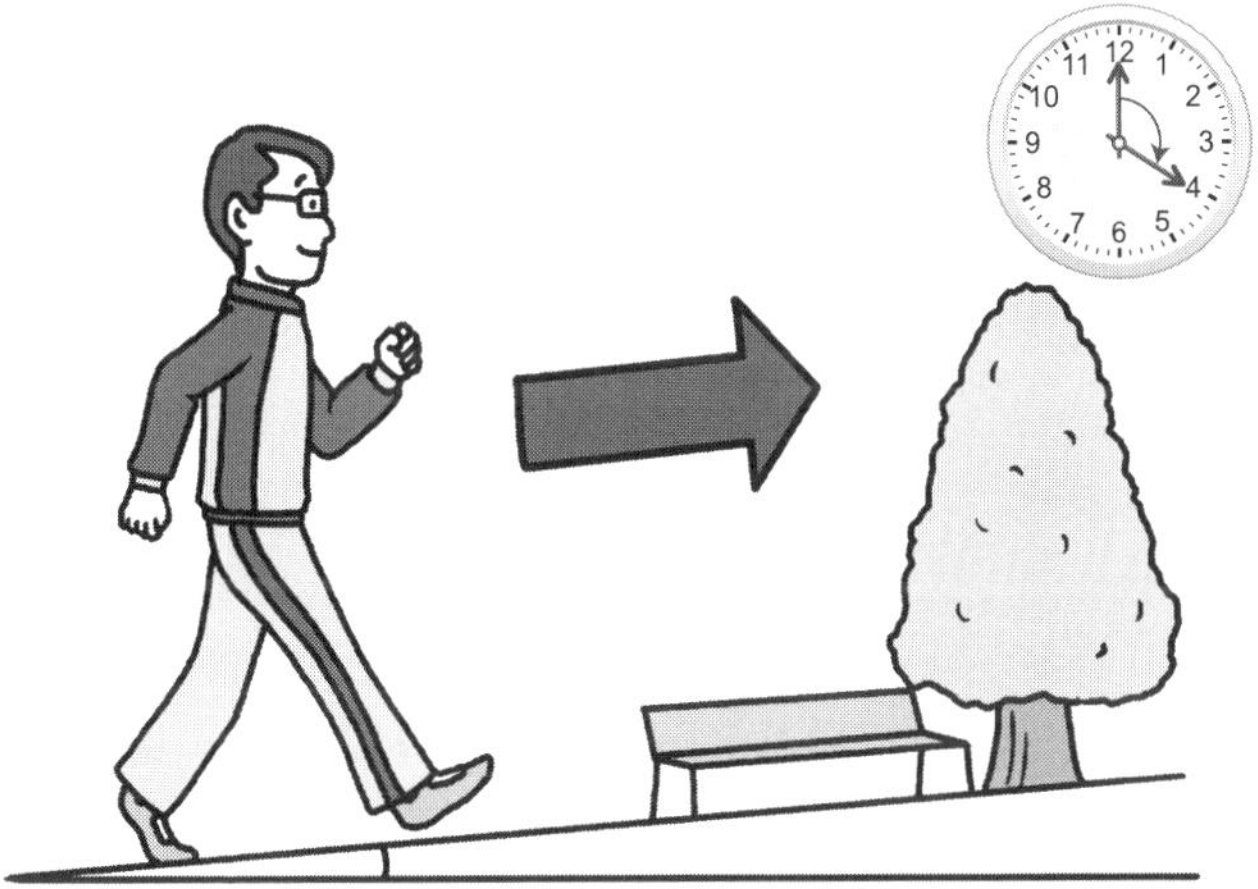

坂道の角度　５～１０度

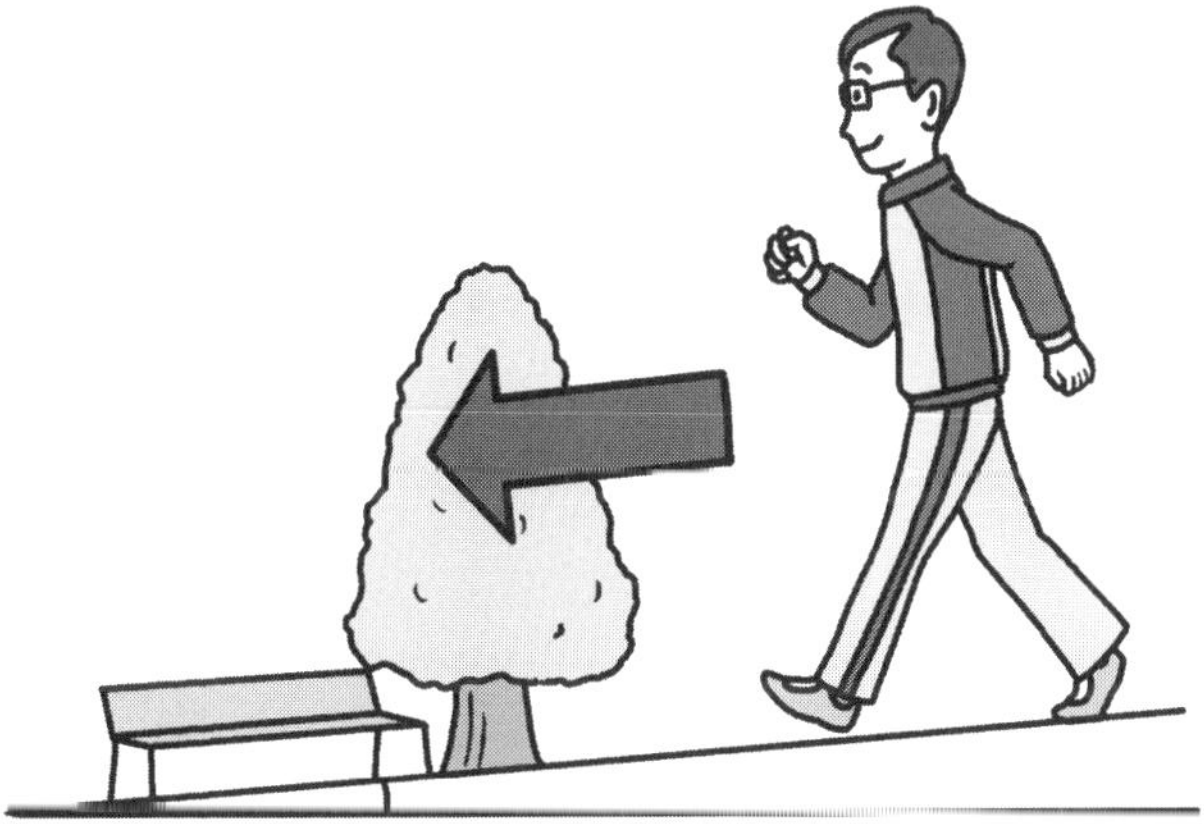

・車が通らない、公園などの坂道などで起伏がさほどないところをえらびましょう。
・一歩一歩、心の中で歩数を数えながら往復しましょう。

坂道スローピング中級コース★★

往復歩数　２５０歩×１６往復＝４０００歩
往復距離　約２００ｍ
角度　１０～１５度
所要時間　約４０分

初級コースにも慣れて物足りなくなったら、中級コースに進みましょう。初級より少し傾斜がきつい場所を探しましょう。距離も時間も少しずつ増やしていきましょう。

坂の角度（一〇から一五度）は、片道二五〇ｍで四五ｍの標高差になります。これは、一般的なマンションでいうと12階の高さにあたり、かなりハードな運動量です。でも、谷に向かって降りるような下りの爽快感があって疲労はさほど気になりません。

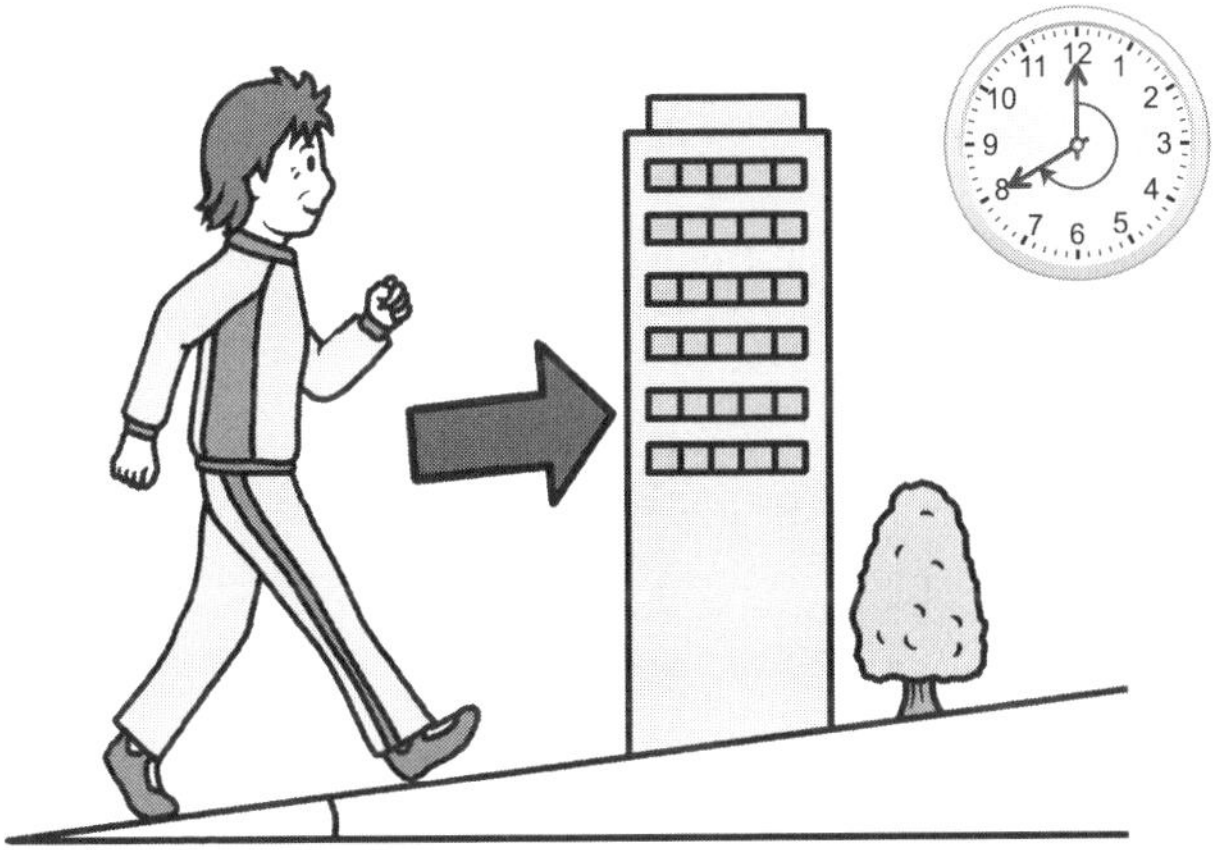

坂道の角度　10～15度

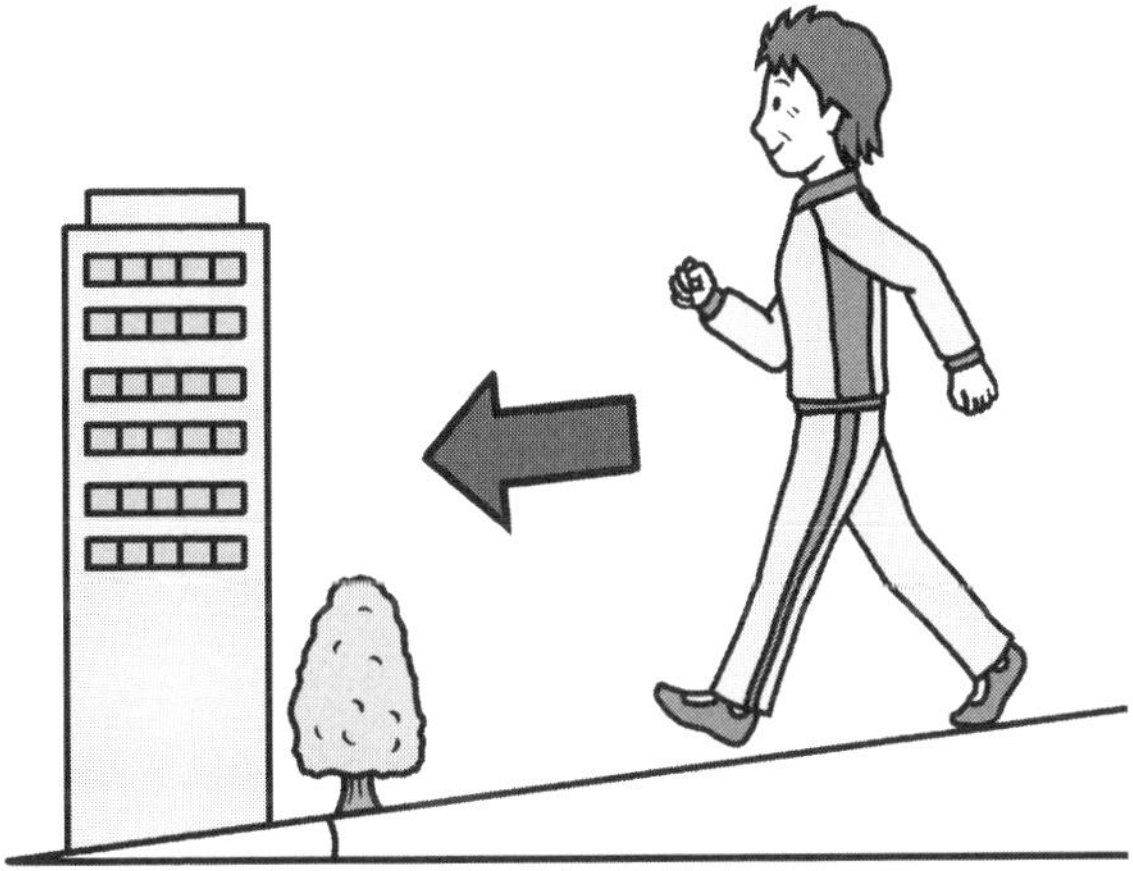

・傾斜角度は一定でなくても大丈夫！
・できるだけ緑の多い場所を選ぶと気分転換になります。
・上り下りの間に休憩を入れると効果が減退します。なるべく続けて行いましょう。

坂道スローピング上級コース★★★

往復歩数　630歩×8往復＝約5000歩
往復距離　約500m
角度　10～15度
所要時間　約50分

スローピングに慣れてきた人、飲酒や喫煙をやめたい人・精神的に強くなりたい人におすすめです。

傾斜角度は中級コースと同じですが、片道の距離を長くして運動量をアップさせましょう。また、歩幅を大きくするとより効果が上がります。こういった坂に挑戦するポイントは、上りは少し前傾姿勢を、下りは胸を張って堂々と下ります。こういった様子を「人生そのもの」にたとえるひともいます。上り調子のときほど謙虚な低姿勢が秘訣とされるからです。

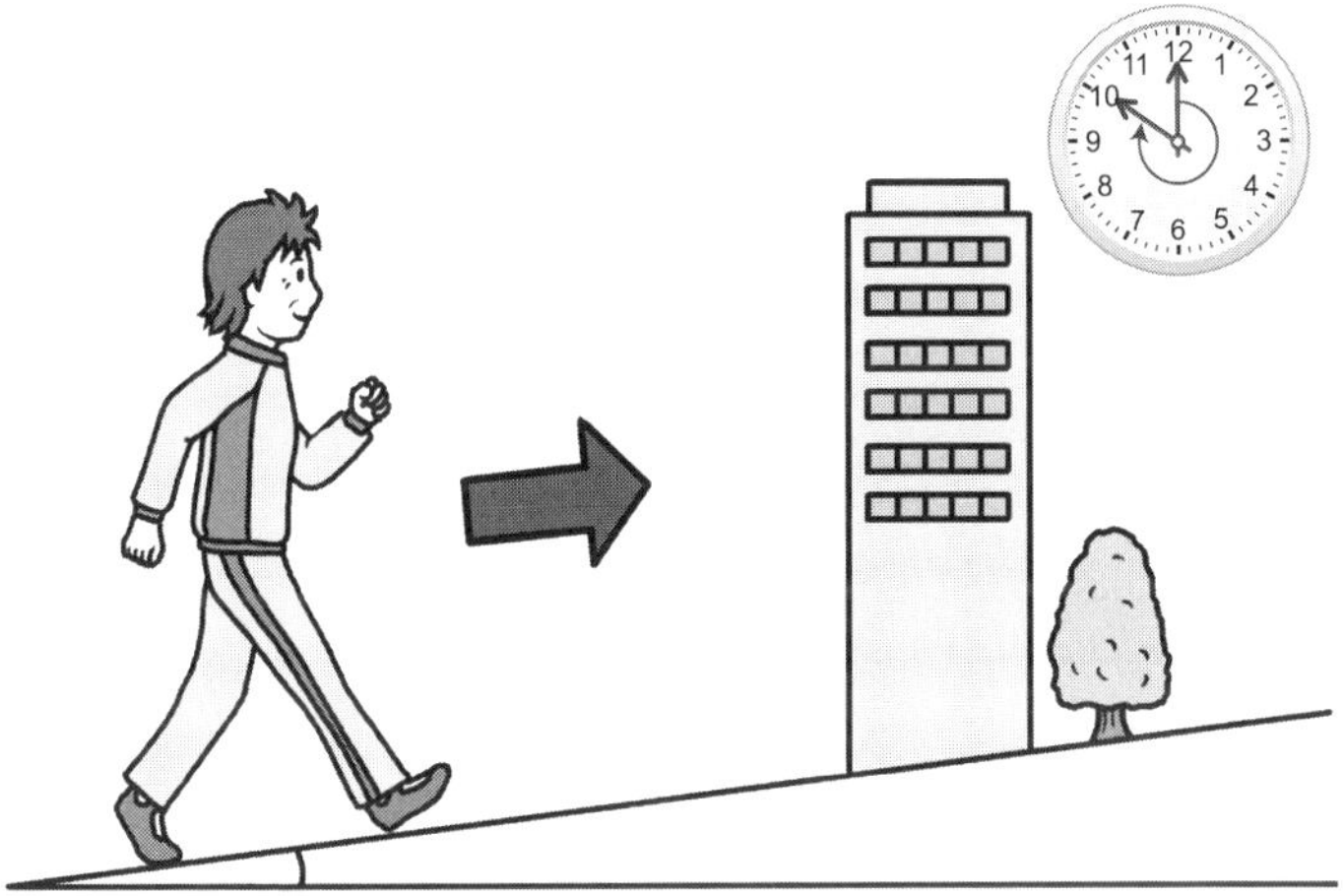

坂道の角度　10～15度

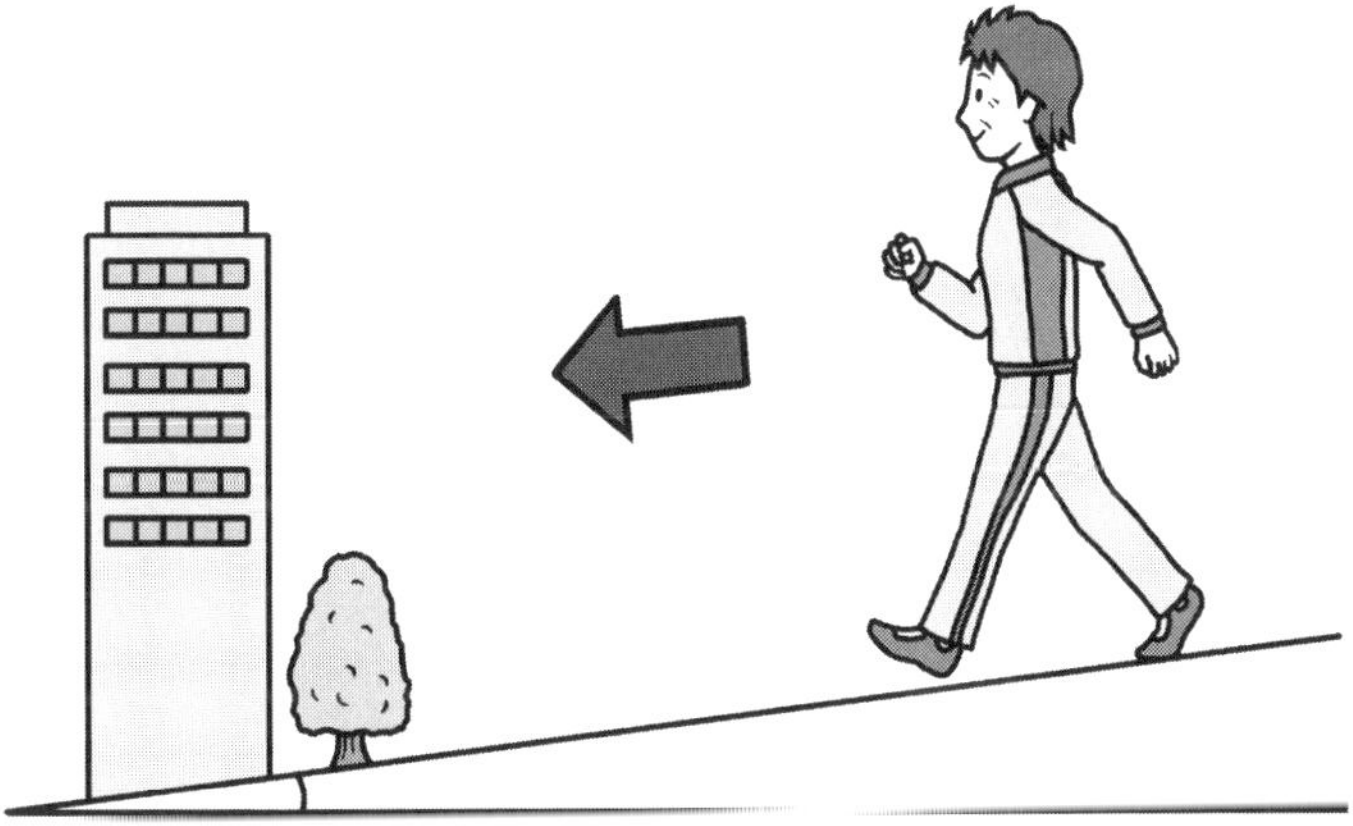

・体調によっては、距離を短くし、その分回数を増やしたりするなど、工夫をするとよいです。
・上りの歩幅をたっぷり取ったら、下りも大またで行いましょう。

スローピング・スペシャル　逆スローピング★★★

スローピングの真髄は、逆スローピングにあるといってもいいでしょう。

逆スローピングというのは、坂道を後ろ向きに上り下りするスローピングのことです。後ろ向きに行うため、普段は使わない筋肉や腱の鍛錬になるばかりでなく、後ろへの気配りが必要となり、集中力や五感の発達、右脳の活性により認知症予防に効果を発揮します。また、スローピングと逆スローピングを交互に行うと、変化に富み飽きずに楽しめるという利点もあります。

逆スローピングがあるからこそ、スローピングは優れた運動効果が得られるのです。このことを心に留めて励みましょう。大きな効果が期待できます

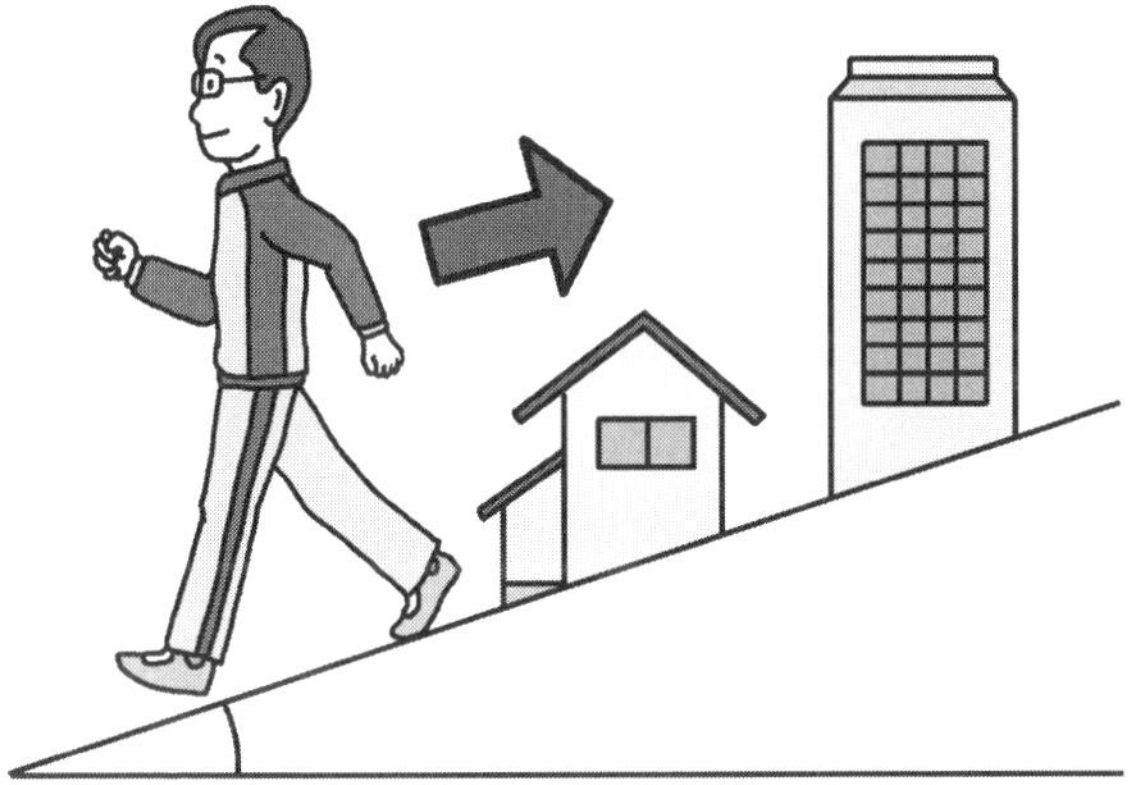

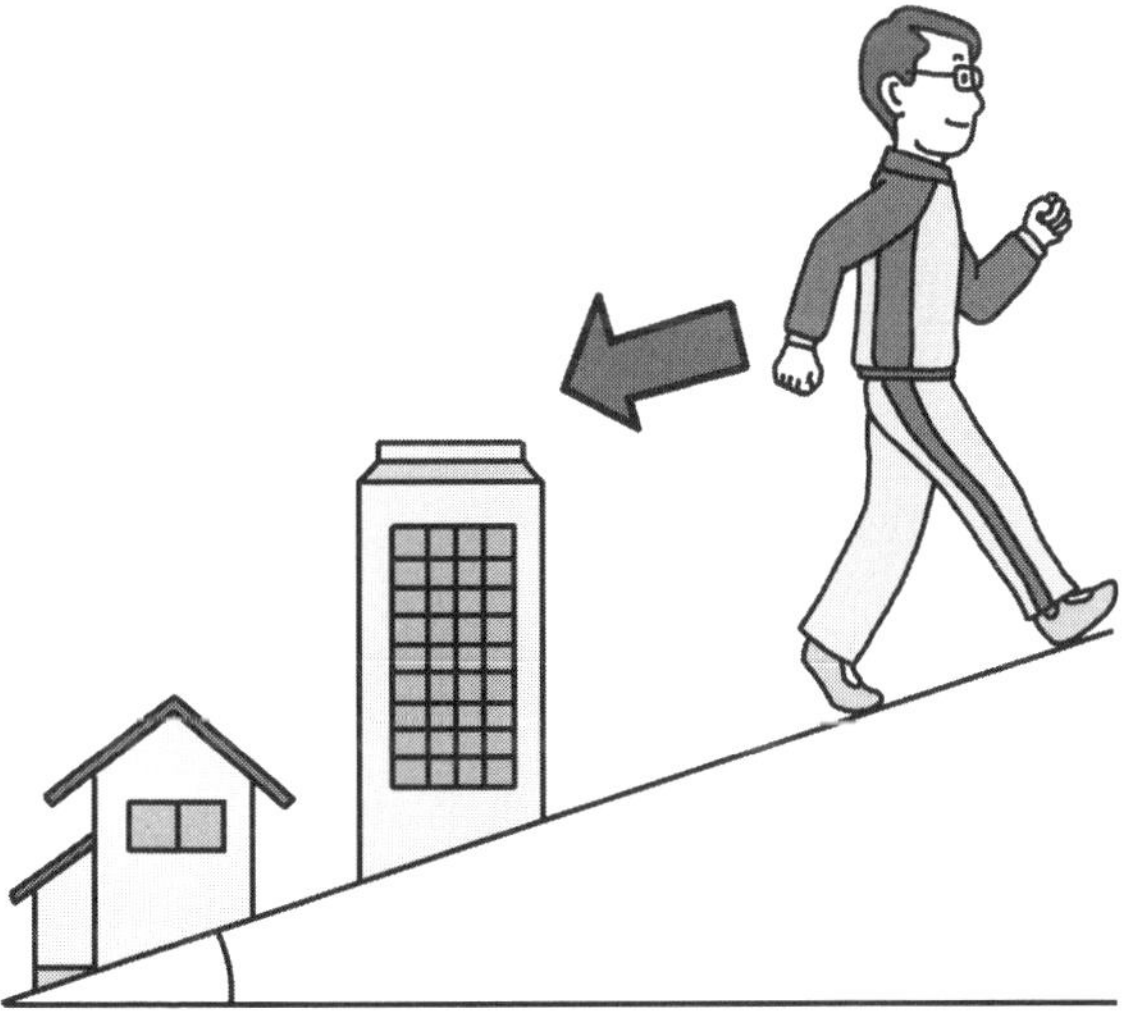

・坂道では必ず、２人以上の仲間と一緒に行いましょう。
・車の通行がなく、障害物のない場所を選んで下さい。
・着地を一歩一歩しっかり確かめて、ゆっくり行います。
・慣れたら、少しずつスピードアップしましょう。

階段スローピング「5段活用法」★★

サラリーマンなど時間がない方や、ひざ・腰の弱い方におすすめの方法です。膝の痛みや腰痛がひどい方の中には、駅の階段やバスステップの上り下りが大変なため、外出を控えてしまう人が多いようです。歩くのを怠っているとどんどん筋肉が退化して、歩幅も狭くなり転びやすくなります。

そういう場合こそ弱った筋肉を徐々に鍛錬する必要があります。「5段活用法」をしているうちに、少しずつ膝や腰の痛みが和らいでくるはずです。

場所は公園や公民館、もしくは自宅でも手すりのある階段を選びます。狭くて傾斜がきついと危険ですので、なるべくゆるい傾斜の階段を選びましょう。滑り止めのある靴下や靴を着用してください。

スローピングとは、坂道・階段の傾斜や段差を利用してする運動のことです。階段を利用する1段活用・5段活用とはあくまでも基本です。2段・3段・10段……と気に入った段差を探して、自分なりのトレーニングをおこなってください。

① 手すりに軽くつかまり、1段1段ゆっくりと5段まで上ります。そのとき「げ・ん・き・よ・く」と口ずさみながら上ると5段の確認ができ、リズムもついて気持ちよく上れます。
② そのまま後ろを向いた状態でゆっくりと下ります。このときも「い・つ・ま・で・も」と言いましょう。声を出すことは、脳を刺激し心身の活性化にもなります。
③ ①と②の上り下りを5分間続けると、体が温かく感じてきます。更に5分ずつ続けると汗ばんできます。慣れたら、逆スローピングも入れて20分間続けられるようにしましょう。

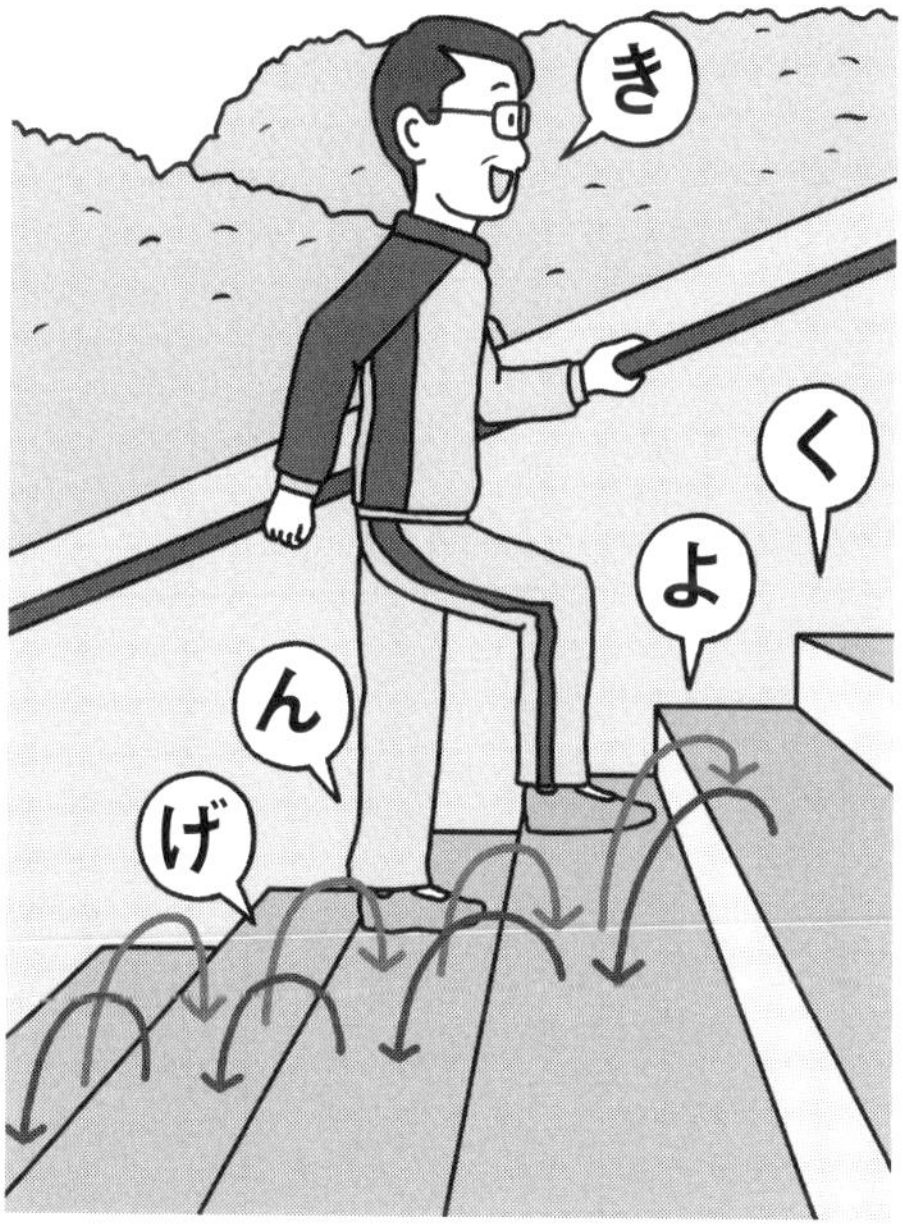

・背筋をまっすぐに伸ばし、目線は足元に。
・片手は必ず手すりなどにつかまること。
・1歩ずつしっかり上り下りする。
・べた足で着地する。
・着地のとき膝に負担がかからないよう軽く曲げる（降りるとき）。

階段スロービング「1段活用法」★★

足元がふらつき、杖をついてやっと歩けるような方におすすめのスロービングが、1段活用法です。階段の上り下りは平地を歩くより足を上げるので歩幅も広くなり、つま先も上がって転びにくくなります。転倒骨折防止にもなります。

階段を下りるときは特にひざに負担がかかるので、ゆっくり曲げて下りるようにしましょう。手すりのある階段を使って、滑ると危険なので、必ず滑り止めのある靴下か靴を着用してください。

初日は五分で切り上げ、二日目からは自分のペースに合わせ五分を二回というように徐々に増やしていきましょう。「今日はたくさんやったから明日は休み」ではなく、少しずつでいいですから毎日つづけることです。毎日の鍛錬で筋肉が少しずつ付き丈夫になり老化の進行を遅らせます。できた回数と時間をノートやカレンダーなどに記録しておくと、進歩の度合いが分かり励みになります。時間のない方にもおすすめの方法です。

① 階段の下で背筋を伸ばし姿勢を正します。片手は手すりにしっかりつかまり、右足からしっかり上げ、「いーち」と声を出して1段上り、右足と左足をそろえます。
② 後ろを向いたまま、「にーい」と声を出して、右足からおろして着地し、左足をそろえます。背筋を伸ばして姿勢を正します。
③ ①と②の上り下りを1回とし、5回行ったら、次に左足からの上り下りを5回行います。その動作を5分間続けます。
5分を3回（15分）できるようにしましょう。慣れたら逆スローピングも行いましょう。

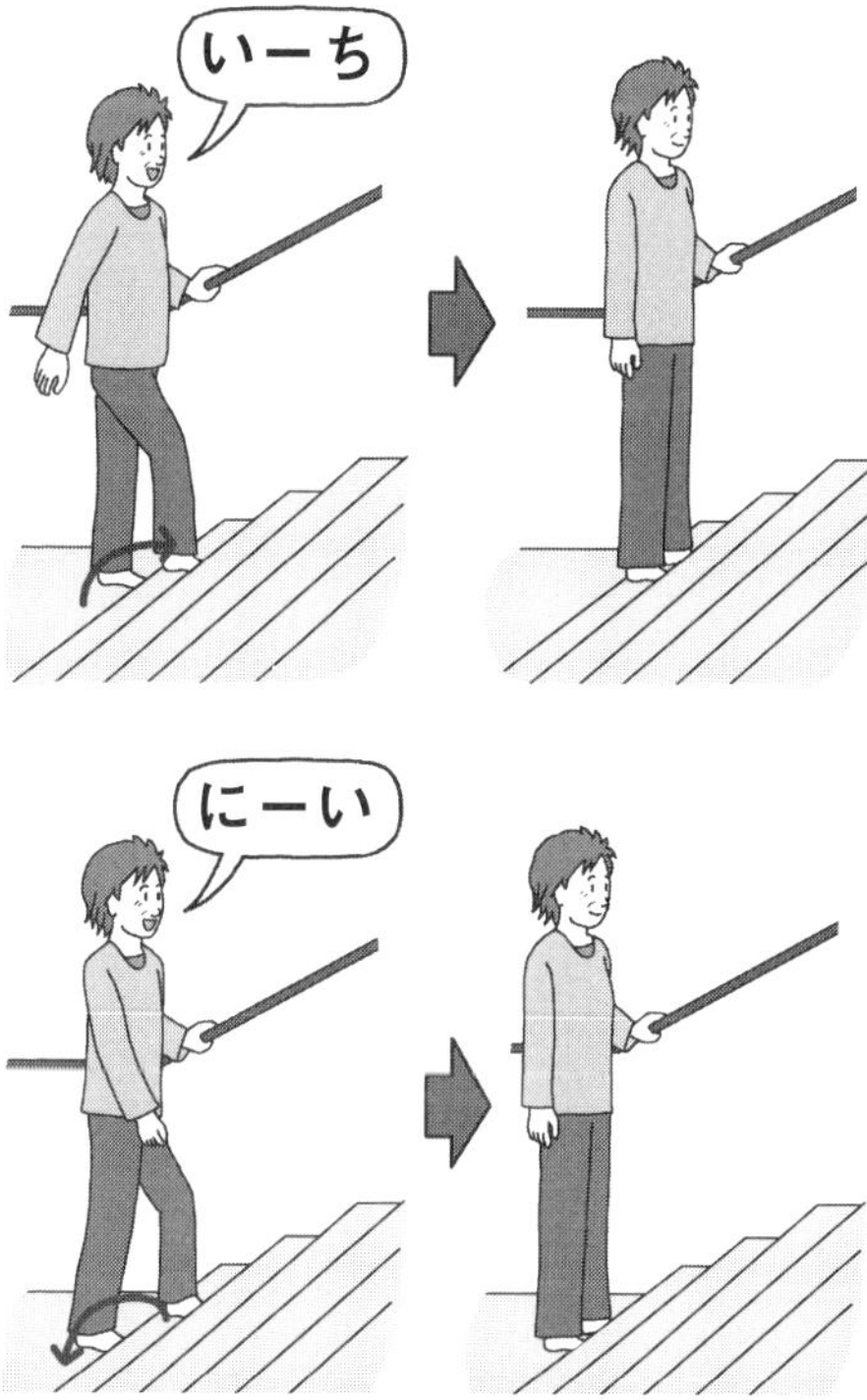

＊家の中の階段は、ホテルや公共施設などと違い狭いところに作ることが多いので、一段が高く奥行きも狭いなと、スローピングにはちょっと不向きな場合があります。そんな場合には、ダンボール箱に新聞紙や雑誌を詰めて、あるいは本を積み重ねたものなど自分流の1段（高さ10～20cm、奥行き35cm程度）を作るとよいでしょう。

4　より効果的なスローピング

小さなことの積み重ねが大事

スローピングは「負荷」と「回復」の繰り返しです。具体的に何が負荷で、何が回復なのか、簡単に確認できる方法があるのでご紹介します。

その方法とは、脈拍を測ることです。スローピングをする直前と直後に測って記録します。

脈拍の測り方ですが、手首の親指側の付け根のくぼみに他方の人差し指、中指、薬指の三本をそろえて指の腹をそっと押しあててみると、ドクン、ドクンという音を指に感じます。その数を一〇秒間数えて六倍します。その数が一分間の脈拍数というわけです。

一〇秒間だけ測る理由は、運動直後に測らないと脈がゆっくりになってしまうから。例えば坂道を一〇〇歩くらい普通に上ったときの脈拍を測り、次に同じ場所を下った時に測る。次に大股で、スピードを上げて同じ距離を上りきって測り、同じ距離を下りて測る。その都度、脈拍数は異なるはずです。

大股で上ったときやスピードを上げた時は特に脈拍数は増え、下った時は減る。つまり坂道や階段を上ったとき苦しいのは、体に「負荷」がかかっている証拠であり、下りた時は呼吸が楽になって脈拍数も減っている。つまり上りで消耗したエネルギー（負荷）が、下りで「回復」した証拠なのです。

階段も同じです。三〇段くらい一気に上って測り、下りて測るとその違いが明らかです。平地でも測ってみると、坂道や階段との差が大きいことがよくわかります。

脈拍の数の違いを明確にするために、あえて一〇〇歩、三〇段なんていう大きい数を用いたこともありますが、一段でも同じことです。一段上って「負荷」をかけ、一段下がって「回復」させることの繰り返し。この単純でリズミカルな繰り返しが積み重なって、やがて大きなことを成し遂げるのです。

ストレッチはぎっくり腰対策にも！

より効果を高めるために、スローピングに日常的なストレッチと筋トレを組み合わせることをおすすめします。次に私が行っている方法をご紹介します。ご参考までに。

朝、目覚めとともに次のような要領で行います。

①全身のびのび――布団の上で仰向けになって両手・両足を思いっきり伸ばし、のびて、のびて、一、二、三……と一〇〇回数える。

②手足ゆらゆら（ゴキブリ体操）――両手・両足を上げてゆらゆらと動かし、一〇〇回数える。

③腰椎間よ広がれ――両膝を思いっきり曲げ、両手で抱え込み、左右ぐるりぐるりと五回ずつ交互に回すこと二回。

④下肢を伸ば〜す――片方の膝を手でしっかりと抱え込んで胸につけ、もう一方の足を床にピッタリとつくように伸ばす。左右交互に五回ずつ。

⑤ウエストねじり――仰向けのまま両膝を約九〇度立て、膝を一〇cmほど開いて、右へ、左へと交互に倒して一回としウエストをねじる。五〇回。

⑥内臓マッサージ――うつ伏せになって両手両足を思いっきり伸ばし、ふとんにお腹と胸をピッタリとつけてゆらゆらと一〇〇回数える。

⑦背筋強〜く――腹ばいのまま、左右の足首を左右の手でしっかり握って頭を上げ胸をそらすこと五〇回。

⑧膝・腰曲げて伸ばして――両手を布団につけて両膝を突き、曲げたり伸ばしたりを

五〇回。

筋トレも重要

次いで腕立て伏せ、腹筋、でんぐりがえし、スクワットなどが加わり、最後の大仕上げがスローピングとなります。

でんぐりがえしとスクワットは女優・森光子さんの刺激によります。当時八五歳の森さんは若若しく、美しく、とってもキュート。話される内容の歯切れの良さにも驚きました。さらに驚嘆したのは、「放浪記」の舞台の上ででんぐりがえしを必ずなさるというのです。でんぐりがえしは内臓の運動に良く、また脳の活性化にも大変効果があるそうです。

また森さんは、毎日七五回のスクワットを朝夕二回、日課にしているといいます。スクワットのやり方ですが、まず肩幅くらいに両足を広げます。この時、曲げた膝頭がつま先よりも出ないこと。そして椅子に腰掛けるような要領で、大腿部と床が平行になるように行います。

現在の筋トレのメニューですが、腹筋一三〇回、腕立伏せ一二〇回、でんぐりがえし一三回を行っています。いずれも始めた頃より回数は大きく増えています。

また私は、フィギュアスケートの金メダリスト・荒川静香さんに触発されて、腰曲がり予防に「私のイナバウアー」を始めました。両足を肩幅程度に開いて安定させ、前かがみになって両手を床につける。次いで両手を上げたまま後ろに背中をそらせます。最近はこれに女優・由美かおるさんがラジオで話されていた腹式呼吸を五分間（二〇回程度）合わせて行っています。

ちなみに国際スローピング協会代表（私の夫）は、毎朝のトレーニングはスローピングだけです。私は肩凝りが激しいほうですが、代表はもともと肩凝りなんて知らない人。トレーニング場まで自転車で行くからそれがストレッチになっているのだといいます。その代わりなのか、スローピングは私は一日一回ですが、代表は朝夕二回に増量したりしています。メニューは人それぞれなのです。

5　私のスローピング推移

スローピングを始めて一四年間、その方法はさまざまに移り変わってきました。その時々の体調、生活環境、経験をとおして、もっとこうした方がいいのではないかと改善を重ねてきたのです。上り下りを〝ひたすら繰り返す〟という、単純でリズミカルな運動の積み重ねが老化防止につながります。基本の考え方さえしっかりと守っていれば、スローピングはその人それぞれに工夫を凝らして、楽しく続けることができるのです。私の場合、抱えているぜんそくに効果的なスローピングとはなにかという視点で、いろいろ模索を繰り返しながら今日までやってきました。その経緯は次のようなもので、ご参考になれば幸いです。

戸外で行う準備として、出かける前にストレッチ（内容は前述のとおり）をします。持ち物はメモ用紙、ボールペン、秒針付き腕時計（脈拍測定や時間を測るのに必要）、ティッシュペーパーとビニール袋（鼻水や痰などの処理に）、首に汗拭きタオル、帽子。それに水分。靴は歩きやすい底の低いものがいいでしょう。

次に私がスローピングを実践してきたコースをご紹介します。

①浅間神社コース

初めてスローピングを始めたコースです。高さ二〇cmほどの石段二八段と六〇歩ほどの坂道を一一往復。徐々に増やして二ヶ月後には、三〇往復・四五分と記録されています。

続けていくうちに少しずつぜんそくは改善に向かいました。

②ハマノ園コース

傾斜約一二度・往復約六六〇歩の坂道です。長い距離、ちょっときつめの角度は持久力をつけるには適しています。六往復、約四〇分が定番に。自然に触れながらの長い距離の往復は、苦しさも大きいけど呼吸器を強く丈夫にしてくれそうでとってもいい気持ちでした。ただ、人や車が通る坂道なので危険も伴いました。前向きは大丈夫なのですが、逆スロービングの場合、後を振り向いての確認が必要です。停止中の自動車にお尻をしたたかぶつけたり、坂道を下を向いたまま歩いてくるお年寄りに危うくぶっかりそうになったりもしました。嵐の翌朝は木の枝に足を取られたり、濡れ落ち葉に足をすべらせて転んで頭を打ったことも。危険がない公園内にスロービング場があったらどんなにいいだろうと思うこと、しばしばでした。

③三ツ沢公園コース

三ツ沢公園は広くて気持ちがいいところです。車も来ないし、人にぶつかる心配もありません。足場は自然の石ころと土です。そして緑も豊富。

このコースに変更することにした理由は、その年の春、再びぜんそく発作に苦しめられるようになっていたから。原因は疲労蓄積でした。そのため思い切って当時の仕事の退職を決意したのです。

その年の六月、肺炎を伴ったぜんそく悪化で緊急入院。無事退院したものの、一ヶ月後の朝、突然手足がむくんで痛く、急に立ちあがることができなくなってしまいました。後で分かったことですが、長年病院で処方してもらっていたステロイド剤の内服を、入院を契機にやめてしまったことによるリバウンド現象であるとのこと。うかつにもセレスタミンという薬がステロイド剤であることを私は知らなかったのです。

ステロイド剤内服による副作用はむくみにとどまらず、全身の筋力低下、不整脈、グワングワンと鳴り響く耳鳴り、猛烈なかゆみを伴った皮膚湿疹、クシャミ・鼻水・鼻詰まり、声枯れ、目のかゆみ、匂いというものが全く消えてしまったことなど。主治医にそのことを告げると、整形外科だ、皮膚科だ、眼科だ、耳鼻科だとあっちこっちへ紹介状で受診する羽目に。その都度検査が伴い、その結果が出て治療するまでに時間がかかる。しかも治るという確約もありません。そこで薬に頼らず、スローピングを真剣にやってみようと決意したのです。

毎朝六時に家を出て、地域の方々に混じってラジオ体操に参加させてもらいました。驚いたことに、ピョンピョン跳びが全く出来ないのです。筋力が萎えている証拠です。筋肉ばかりでなく、骨もスカスカになってしまっているに違いありません。ステロイド剤内服の副作用のひとつに、骨そしょう症があることは周知のとおりです。

そんなこんなで、二時間は絶対に家に帰らずにトレーニングしようと決意しました。当面の目標は、筋力（上肢・下肢ともに）・骨密度アップです。

公園に入るまでに、「心臓破りの坂」と私が名付けた片道五六〇歩ほどの坂道を上ります。最初はゆるやかなのですが、てっぺんまでの二〇〇歩くらいが一五度くらいの急坂になります。フーフー、ハーハー、ゼーゼーと上り切ると、脈拍が一分間一三二にも達しました。そのうちこの坂にも慣れて、脈拍数も一〇八くらいにおさまるようになりました。

公園内のある一定距離を定め、大股坂道スローピング、階段スローピングを始め、しこ踏み一〇〇回、樹に向かって鉄砲一〇〇回、スキップなど筋力・瞬発力を高める運動を、何でもござれで頑張りました。その結果、翌年の夏より、介護老人保険施設で再び看護師として勤務するまでに、筋力・気力ともに回復することができました。また、このトレーニングが効を奏し、不整脈はいつのまにか消失してしまいました。

④浅間台みはらし公園・富士山コース

近所に富士山が見える場所があると聞き、孫と一緒に散歩に出ました。あいにくこの日の富士山はすっぽりと雲にお隠れでしたが、見える場所は教わりました。その帰り、芝生がある公園に立ち寄ったことがきっかけとなってこのコースに変えることになりました。それまで利用していた三ツ沢公園は、一年がかりできれいに整備されましたが、歩道からは土が消え、コンクリート一色に変ってしまいました。土を踏めない寂しさから、なんとなく足が遠のいてしまっていたのです。

新コースは自然がいっぱいで、芝生の上を歩けるのが魅力です。傾斜はせいぜい八度くらいですが、大股でやれば効果があると判断しました。コンクリートの坂道よりも私の体に合っていたらしく、その年はぜんそく発作が一度も起こりませんでした。

家から坂下までの約三〇〇歩は、その日の体調によって大股で歩いたり走ったり。坂下から坂上までの約四〇〇歩は、時に一〇〇歩ずつ前を向いて、後ろを向いて交互に上ります（なるべく大股で）。坂上から富士山が見えるところまでの約二七〇歩は、坂を七〇歩ほど上って、平坦な道約二〇〇歩でたどり着きます。富士山をスケッチし時間も書き添えます。次いで芝生のある公園へ。その途中約五五〇歩を同じように前後しながら上ったり直進したりと、その日の自分の体調によって変えました。

芝生は角度があるところと平坦なところが、六対四ぐらいの割合になっています。その中の傾斜部分片道約六〇歩を、大股で前向きに下りて上って、次に後ろ向きに下りて上ってを一八往復、約二六分。瞬発力をつける目的で、スキップを前向きに一〇〇歩、後ろ向きに五〇歩で約一分半。

次に公園内の階段五段を利用。右足から前向きに五段、「げんきよく」と上ってそのまま後ろ向きに五段「いつまでも」と下ります。さらに「いつまでも」と上って、「うつくしく」で下りる。「うつくしく」で上って、「きらきらと」で下りる。「きらきらと」で上って、「かがやいて」で下りる。「かがやいて」で上って、「すてきだね」で下りる。これを繰り返し五往復。左足も同じように五往復。

次に後ろを向いて右足から後ろ向きに五段上り、そのまま前向きに五段下りるを五往復。左足も同様に五往復。これで一セット二〇〇段。これを三セット行って約八分。以上を終えて家にたどり着くと約一時間。仕事がある日は芝生へ行かず、富士山を見て帰るだけにします（約二〇分）。その代わりに通勤途中の道を大股で歩き、駅や職場の階段、バスの停留所、信号待ちのときなどを利用して意識的に不足分を補いました。

⑤一段活用

これまで自分なりに諸々実験を重ねながら、昇る太陽のエネルギーをいただき、四季折々の自然の移り変わりに感動して戸外でのスローピングを存分に楽しんできましたが、私自身、仕事が増えたこともあり、戸外で楽しめない人を想定してのスローピングに変えてみようと思い立ちました。家の中での「一段活用」を試してみたのです。

新書本一八冊ほどを束ねてベランダに置いてあったものを利用。そのまま宅急便の袋に入れて布製ガムテープをぐるぐる巻きにした、高さ一四cmの「私製即興段差器」を作りました。

やり方は、一円硬貨（おはじきでも石ころでもいいのですが）五枚を用意します。まず、一円硬貨を一枚寄せます。右足（どちらの足からでもよい）から前向きに上って一段、同じ足を後向きのまま下りて二段と数え、一〇段まで上り下りしたら指一本折ります。五本指が折り終わったら五〇段。次いで左足も同じようにして五〇段。左足の時は折り曲げた指を小指から一〇段終わるごとに開いていく。次に後ろ向きに上り、前向きに下りるを左右五〇段ずつ。合計二〇〇段。これを一セットにして約四分。ついで二枚目の一円硬貨を寄せて二セット目を行います。私は五セット約二〇分を日課としていました。

やっているうちに一段活用のメリットがいろいろ見えてきました。駅の階段でも、歩道

来出朝。すでのるき来出はグンピーロスばれあが差段の段一、もで口り上がの関玄、も で橋

なかったら昼でも夜でも夜中でも出来ます。

ポイントは背骨を真っ直ぐに姿勢を正して胸を張り、リズミカルに、スピーディーに、脚をしっかり上げて行うことです。その際、両腕を伸ばしたり縮めたり、ぐるぐる回したり、腹式呼吸を繰り返しながら上り下りをすればより効果的です。

⑥「弧線道路橋」と森林浴コース

四年前に娘たちが住む埼玉へと縁があり引っ越しました。なんと横浜と違い坂道が全くないところです。代表は朝早く駅の階段四六段を利用し、私は手製の段差を引き続き利用していました。

翌年の秋より、このコースでのスローピングが始まりました。この辺りは関東平野のど真ん中。坂道がないところとあきらめ切っていたところ、偶然にも駅に隣接して「弧線道路橋」という線路を越えるために造った坂道があったことを発見しました。自動車道とは一線を画して、人も自転車も安全に通れる道でした。傾斜は五度、前向き往復四五〇歩ほど。後ろ向き往復六〇〇歩ほどを交互に六往復して、約四〇分のコースです。

この道路橋を前向きに上っていくと、昇り始めたばかりの真っ赤な太陽に出会えるし、

後ろ向きに上っていくと、ビルの上から聳え立つ富士山の頂が見えます。太陽は上り始めた瞬間は真紅、五分後にはオレンジ色へと変化しています。そして一時間後には黄色から白へと時々刻々見事に変化し、空高くへと移動します。私は昇り始めの真っ赤な太陽がたまらなく好きなので、その日に出会った瞬間をささっとスケッチします。富士山は見える日が少ないのですが、その日の雲の様子によって色合いが微妙に変化します。見たままを日記帳に書き写して眺め楽しんでいます。スローピング場までの、五分間がまた素晴らしい。太い樹が立ち並び、赤や黄色に舞い落ちた枯葉が一面に。サクサクと踏み鳴らす心地よさ。森林浴には絶好のコースなのです。

6 「天国ことば」と「三年日記」

スローピングを継続するための秘訣を、二つご紹介します。

一つは、ここ三年以上口ずさんでいる〝天国言葉〟で、繰り返し口ずさみながらスローピングしています。これは「銀座まるかん」の斉藤一人さんが提唱しているものです。

〝天国言葉〟とは人を楽しくさせる言葉で、「愛してます・ついてる・うれしい・楽しい・感謝します・しあわせ・ありがとう・ゆるします」の八つ。これに自分が好きな言葉を二つ付け足せば、スローピングの時口ずさみやすくなります。例えば「かみさま・ありがとう」でもいいし、子供や孫の名前を「Aちゃんありがとう」とか「Bちゃん・がんばれ」でもいいのです。

一段上って「愛してます」。一段下がって「ついてる」と口ずさみながら、上り下りを繰り返します。「1、2、3、4……10」と数字を繰り返すだけよりもはるかに楽しく、嫌なことは思い出さなくなるから不思議です。そして自然に笑みが心の中にいつも溢れ、毎日が楽しく、ついてることが多くなったように思います。いやなことも不思議なくらいに起らなくなり、いつもハッピーなのです。

考えてみるとこの〝天国言葉〟を口にしながら、怒った顔はできません。試しに八つの言葉を全部ゆっくり一つずつ言ってみてください。怒った顔になりますか？　ならないでしょう。何かする度に、例えば歩いているとき、お掃除しているとき、台所で調理をしているとき、いつでもどこでも天国言葉を口にしていたら、悩みも苦しみも悲しみも恨みも不平不満も愚痴も一切出てこなくなってしまうんですね。

天国言葉に対して地獄言葉もあるんですね。この言葉は先ほど並べたような言葉とは正反対で怒りやグチが多く、天国言葉と違う点はどれも笑顔では語れないということです。人の心を暗くするものばかりです。

もう一つは、やったことをこまめに毎日記録すること。私が愛用しているのは「高橋の三年日記」。一九年目に入りました。私のスローピング暦が全部詰まった宝物です。

7　現在行っている私のトレーニング

現在私が行っているトレーニングのメニューを、改めてご紹介します。早朝五時頃からスタートし、ほぼ順番どおりに行います。

①ストレッチ
②腕立伏せ・腹筋・でんぐり返し
③両手両腕ぐるぐる回し四方向：四方向に両手のひらを、体躯・地面・外・天側へと向けて、両手・両腕ともに前へ一〇回、後へ一〇回ずつぐるぐる回す。計八〇回。
以上①②③の所要時間は約三〇分。終わったところでスローピング場へ向かいます。
④スローピング五段活用一〇セット：公園内の子供用プールサイドに高さ一一・五㎝、

奥行き五〇cm、五段のゆったりとした手すり付き階段がある。そこでスローピング一セット二〇〇段を一〇セット（三〇分弱）。奥行きがあるので思いっきり大股で。

　スローピングを上り下り八分ぐらい続けると体が温かくなってきます。血の巡りがよくなってきている証拠です。さらに一四分ほど続けると全身から汗が噴き出してきます。体内温度が上がって血流もリンパの流れも活発になっていることの証明。ここまでくるとスローピング効果ばっちりです。
⑤「私のイナバウアー」付き腹式呼吸五分間・二〇回：荒川静香さんをまねて、イナバウアーで姿勢を正し、由美かおるさん式腹式呼吸を五分間・二〇回。思いっきり炭酸ガスをお腹と背中がくっつくほどに吐ききって、新鮮な酸素をたっぷりといただく。
⑥ピョンピョン跳び一三〇回：腰に手を当てピョンピョンとその場で飛び跳ねる。息が上がって脈拍数が一分間に一二〇を超えたりします。
⑦首回し：右からぐるり、左からぐるりとゆっくり回して各五回ずつ計一〇回。
⑧鉄砲もどき：大木に向かって両足を肩幅ぐらいに開いて立つ。お相撲さんは片手で交互に柱を突くが、私は両手で大木を突く。五〇回。
⑨頭の体操・百人一首の暗誦：仕上げに、ボケ防止にと続いているのが「百人一首」の

暗誦。千葉に住む八二歳の姉とともに挑戦しています。

まず一日一首と決め、一〇〇首を三年日記帳に書き終えた。そこから暗記を始めたが、たった今記憶したものが一分後には忘れる始末。しかし挫けずに暗記を続けると、少しずつ成果が現れ始めた。今ではスローピングに行く道々、外出時歩きながら、入浴中、布団の中で、心の中で一〇〇首の暗誦を終えることができるようになった。とにかく一日の中で一〇〇首、一回は必ず暗誦することにしている。

④〜⑨まで終わって家に戻ると約一時間。ここまでで夏場は玉の汗が噴出しています。玉の汗のあとのシャワーは爽快感抜群。これが現在の外での私のトレーニングです。

第Ⅱ部　スローピングで手に入れた健康、喜びの声

1　スローピング自主グループ――生涯元気、幸せを自分で呼び込む仲間たち

私がはじめてスローピングについての講演を行ったのは、もう一〇年近く前、横浜市でのことでした。きっかけは、スローピングが紹介された朝日新聞の記事をご覧になった在宅介護支援センター相談員・稲田説子さんと喜代門徳子さんが、地域の高齢者の方々の転倒予防事業の一環にスローピングをとり入れてみたいとお話をくださったことです。

講演の主題は「スローピングで生涯健康を楽しもう」。少子高齢社会と医療費高騰という現状から、健康で長生きは自分のため・家族のため・国のためであること、スローピング誕生の由来と身体におよぼす高効果、転倒骨折しないための自己鍛錬・継続の大切さ、そして坂道・階段を使っての実践法をお話しました。講演を聴いて、これなら自分でもできると受講生の皆さんの瞳が輝きました。「明日から頑張ります」との皆様の力強い決意に感動したものです。

二度目の講演の後、保健師・保母恵さんから、「このまま消滅するのではもったいない」と自主グループが誕生したというご案内をいただきました。簡単な運動だから特別に

指導者を養成しなくても、生涯健康であり続けたいという強い気持と行動力さえあれば、自主的に実践できるのがスローピングの良いところです。

ここでは、スローピング自主グループの活動内容をご紹介します。

「舞岡柏尾地域ケアプラザ・スローピングOB会」（横浜市戸塚区）

リーダー・千葉富夫氏、サブリーダー・久井信行氏。発足からまる六年。月二回定期的に行われています。

トレーニング内容

①ビデオの画面のストレッチでウオーミングアップ（約一五分）
②階段スローピング：一段活用、五段活用、一階から二階への階段を後ろ向きで二往復などいろいろ取り混ぜて行う（約二〇分）
③ビデオ画面に向かってクールダウンのストレッチ（約一〇分）

それではメンバーの方の声を紹介していきましょう（氏＝男性、さん＝女性）。

N・H氏（六八歳）

血圧一五〇／九〇と高く、肝機能が悪かった。アルコールと運動不足が原因。晩酌は毎日だった。その後晩酌をやめ、付き合い程度に減らした。

スローピング一段を一〇分毎日行った。二週間で血圧一三〇／七五に下降。肝機能も正常に。ウォーキングとスローピングを合わせて行った。現在、血圧一三七／七〇台。ウォーキング一日七〇〇〇歩にスローピングは時々。月二回はここに来て必ずスローピングをやっている。

S・Hさん（八二歳）

体操教室と聞けばどこへでも飛んで行く。「あちこちでやるけど、こんなに全身汗をかく運動はほかにないわよ」。歩くときは背中を伸ばしてつま先を上げるようにする。エレベーターにも一切乗らない。が、六〇代の頃は全身痛んで歩けなかった。整形外科に通ってリハビリを受けて一〇年。大変だったと当時を振り返る。

現在、ボランテイアで飛び回っている。お茶を入れたり、病院へ患者さんを連れて行かれたり、買い物の手伝いをしたり、同い年以上の方々のお世話に多忙である。「これが元気の素よ」と屈託なく笑う。将来の目標は？「もちろんピンピンコロリよ。苦しんで死ぬのは嫌だから」。

S・Oさん（八一歳）

スローピングに参加する前は血圧一六〇／九〇と高かった。体重も五三キロと重く中性脂肪値も高かった。五ヵ月後、一三五／七〇に下がった。高さ一三センチの果物箱に本・新聞をぎっしり詰めて台を作り、週四回挑戦している。体重も三キロ減り、中性脂肪値も正常になった。ヘルパーさんの助けも借り、慢性心不全で寝たり起きたりの夫の介護を一〇年も続けている。「私が倒れたら大変なの」。

現在は血圧一二六／六〇、体重四七キロと安定。朝、近くの坂を上ったり下りたりしている。

Y・Tさん（七八歳）

血圧が高かった。講演を聴いてから毎日スローピングを三〇分、玄関の上がり口でやっている。ウォーキング四〇分も続いている。両方とも毎日やらないと体がおかしい感じがする。血圧が高く、六五歳から降圧剤を服用している。

スローピング開始二ヵ月弱で足が軽くなった。体も軽い。太ももが楽に上がるようになった。歩幅も広くなった。足先がポカポカするようになった。現在、血圧は「高め安定だね」とドクターに言われ、一番軽い薬を飲んでいる。血液検査はどこも悪くない。

C・Iさん（七八歳）

以前から脊柱管狭窄症で苦しまれていたようだが、数年前の朝、体が痛くて全く動けず、薬も効かず、足までしびれることに。翌年、遂に手術。四日間寝たきりになったものの、回復が速いとドクターに驚かれ、患者の模範と褒められる。「スローピング継続のお陰だわ」。

現在でも足のしびれはあるが、家の中にある段差を利用してスローピングを毎日欠かさない。「スローピングはこうやるんだよね」と孫も一緒にやり始める。先日、洗濯物を抱えながら階段を下りた際一段踏み外してしまい、顔から何から打ちつけた。しかし、骨折はどこにもなかった。まさしくスローピング効果である。

F・Sさん（七七歳）

腰痛がひどく一〇年来の持病に苦しんでいた。ひざ痛もある。

参加して五ヵ月、腰痛が起こらずに過ごしている。一段活用で毎日一〇分行っている。いつの間にか腰も膝も痛みがなくなっている。

それから二年後にお会いしたとき、「暑いので……」とちょっくらサボっている様子。その年の一二月、「一一月にぎっくり腰を患い三日間寝てしまったの」。現在、腰痛で整形外科に通院中。今ひざは痛くない。月二回、ケアプラザでのスローピングは参加している。

Ａ・Ｉさん（七六歳）

六年前は体温、血圧ともに低く、基礎代謝を上げたいと思っていた。二〇〇六年、毎日五分以上スローピングを開始。「いつも風邪を引いている人間だったけど、ここ二年間引いていないの」と明るい笑顔。階段は手を突かないと上れなかったが、最近は「なんで手を突いていたのかなあ」。坂道にさしかかったら上ったり下りたりしているという。

Ｙ・Ｋさん（七三歳）

上の血圧が九〇台だったが、現在は一一〇／六〇～七〇と平常値に。「以前は汗をかくことがなかったんですが、最近汗が出るようになったんですよ」。低血圧も見事に改善。

六年前の会発足時から参加され、事情で少し抜けた期間はあったが、再度参加。スローピングの感想を「一時間で汗をかくのでいいなと思う」。最初の頃、坂道をいきなりバックで上って転んだこともあったが、「姿勢がよくなりそうなので続けたい」。

「すろ～ぴんぐ倶楽部」（横浜市中区不老町地域ケアプラザ内）

三年前スローピング講座を聴いた岩崎八千代さん（地域活動交流支援コーディネー

ター）が地域の高齢の方々にいつまでもお元気であってほしいとの思いから発足させました。

トレーニング内容

①準備体操
②階段スローピング：一段活用二〇〇段一セット＋三階から一階までの四八段を後ろ向きに下りて、後ろ向きで上る。
③ストレッチで終了。約一時間。

Y・Kさん（七七歳）

最初から参加されている。講座を聴いた後、スローピングを毎日六〇〇段、一生懸命続けた。「何ヵ月かしたら骨密度が上がったの。嬉しくなっちゃって真剣にやりましたよ」。

T・O氏（七八歳）

講座を聞いて「上って下りて……あれで筋力がつくならいいなと思った」。心臓の弁を二つ交換している。歩くのが難しい。何をやるにも遅い、老人くさいと娘にしかられている。スローピングは、一段活用二〇〇段はできていたが、階段四八段を後ろに上ることはまだ難しく、エレベーターを利用されていた。

Y・Tさん（七五歳）

参加一年半。これといって悪いところはなかったが、健康維持増進のために。「ブロック一段をほぼ毎日、左右四〇〇段ずつ行っています。自分のためだから。地蔵坂も上り下りしています」。

K・Fさん（七四歳）

毎回参加している。一〇年間ほぼ毎日家で続けていることは、「ストレッチ、腹筋一〇回、腕立伏せ四～五回。最近はいろんなことを意識するようになりました。エスカレーターやエレベーターには乗らないようにとか。スローピングはこれからも頑張ります」。

「巣ローピング会」（東京都豊島区巣鴨）

一昨年、巣鴨地域文化創造館で行われたスローピング講座をきっかけに誕生。会長・門叶晴雄氏です。

コーディネーターの勝沼さんは、「スローピングで巣鴨のみなさんに生涯元気になってもらいたい。こんなに簡単でお金もかからず効率の良い運動はほかにないから」とおっしゃいます。

H・T氏（六四歳）

一昨年、急に左足が動かなくなった。運動不足は自覚していた。ウォーキングを一年間してみたがだめだった。トレーニングセンターへ通ってみたが効果はなかった。スローピングと出会い、五分、一〇分と自分なりに組み立てながら行い、少しずつ動きが楽になっている。「これからもスローピングを続けていきたい。スローピングに出会ってよかった」。

Y・Kさん（六六歳）

ひざが痛く、整形外科に一〇年通ったが治らなかった。特に階段下りが痛かった。スローピングを始めた今は痛くない。手すりなしも今は怖くなくなった。筋肉がついてきていることがはっきりわかる。年間一〇万円ほどかかっていた医療費がいらなくなったのは嬉しい。

J・Nさん（六一歳）

元来、体を動かすことは好き。スローピングで坂道の自転車こぎが楽にできるようになった。ひざ屈伸時、音がしなくなった。外反母趾も少しずつ改善している。

K・Kさん（六二歳）

こんな簡単なことで健康になれるならいいなと思い、J・Nさんに勧められるまま参加。デパートも駅ももっぱら階段を使うようになった。「ばば、エレベーターはこっちだよ」と孫に言われても階段へ向かう。それが当たり前になったことが嬉しい。「子供たちには負けていないよ」と楽しそうに笑う。

M・Sさん（六八歳）

腰痛で週二回整形外科に一年二ヵ月通ったが治らなかった。スローピングに参加して徐々に段数を増やしていけるようになった。腰痛も改善した。正月、忙しさにかまけてサボったら、電車の中で立っていられずふらふら。再開して三週間、階段上りもスムーズになった。続けることの大切さを学んだ。

2　デイサービスでのスローピング——介護が楽になった！

自主グループによる活動のみならず、運動のメニューとしてデイサービスにスローピングが取り入れられるケースも出てきました。

デイサービス邑《ゆう》（東京都大田区仲六郷、定員二〇人）

デイサービスに、全国初となるスローピング導入。七年が経過し、施設内に活気があふれています。

トレーニング内容

①ストレッチ（関節を柔軟にする）
②立位（立って座ってを一五回繰り返す。自力または介助にて）
③足踏み（約一〇〇歩、歌に合わせて。自力または介助にて）
④前後歩き（スタッフが両手引きで前へ後へ約一〇〇歩）
⑤スクワット（手すりにつかまって三〇回）
⑥一段活用スローピング（基本は前後左右各三〇段＝計一二〇段。段の高さは利用者の状態により変える）

管理者の幸島アキ子さんはＮＨＫテレビでスローピングを見て、「あの運動なら、うちのような狭いスペースでもできそうね」とスタッフと語り合っていたそうです。相談を受けた私は、取り組んでみたいと思った半面、要介護者へのスローピングは果たして可能かどうか、正直不安でした。

私は一ヵ月間、週一回看護師をしながら様子を見ることに。観察の結果、利用者さんは椅子に腰掛けたままの体操が主であり、トイレ以外に終日立つことがない生活であることに気づきました。これでは筋力、体力、精神力ともに衰退していくばかりです。

幸島氏さんはスローピング導入に積極的でした。牛乳パックで二段の階段を作り、メニューを作成し、ケアマネジャースタッフ一同へのスローピング説明会を行いました。

屋根から落ちても骨折しなかった！

スローピング導入から満二年が経った頃には利用者も増え、車椅子の人が歩行できるようになった、杖なしで歩けるようになった、トイレに自力で行けるようになったなど、嬉しい変化に驚くばかり。

利用日数やレベルによって差はありますが、全体的に食欲も旺盛で食事を残す人はほとんどいなくなり、運動後に昼食となるせいか食べる量も多くなりました。肺気腫で食事中に咳き込みやすい人も、訓練が進むうちに改善方向へ。化膿しやすかった人が化膿しなくなったり、風邪を引かなくなったと喜ぶ声も。基礎体温が上昇している人も多く、血圧が高かった人も低く安定し、転倒しても骨折したとの声を聞かなくなりました。

骨折ということでは特筆すべき事例がありました。八五歳のT氏、木造アパートの二階に一人住まい。週一回デイサービス利用しています。

ある日、階下の屋根に洗濯物がひっかかってしまいました。窓から出て取りに行ったまでは良かったのですが、そのまま滑り落ちて階下へ「ドスン！」。背中と腰をしたたか打ちつけたそうです。

当然複雑骨折かと誰もが眉をひそめましたが、打ち身だけで済んだといいます。二週間後に現れたT氏、右背部から腰にかけて内出血の後が黒々と残っていました。

これは単なる偶然だけではありません。「邑」で行われるスローピングとアパートの階段の上り下りで、自体重による加圧刺激が骨にカルシウムの沈着を促し丈夫な骨作りがなされていたことと、受身の反応が即座にできたことで骨折を回避できたのでしょう。

T氏は九一歳の今も、元気いっぱいで通所されているとのことです。

新人のヘルパーさんは、「ここの利用者さんはお尻がプリンとしているのよね。背中にも張りがあるの」と言い、「入浴介助もトイレ介助も楽」とのこと。肉体的過重負担から介護職員が減る現場が多い中で、デイサービス邑では介護が辛いからとの理由での退職者はいません。

幸島さんに今さらながらですが、次のような質問をしてみました。

「介護施設では、介護度が軽減すると給付金が下がるので、『あんまり元気になってもらっても……』という声も聞こえてきますが、邑ではなぜスローピングを取り入れて介護度を低くする努力をするんですか？」

「それはね、介護が楽になりますもの。二人がかりでトイレに連れて行かなければならなかった人も、訓練によって一人の介護者で大丈夫になったり、歩行器で、やがてはご自分で行けるようになったらこんな楽なことはないでしょ。スローピングを取り入れてなかったらどんどんレベルが下がって大変ですよ。それになによりもご本人にとって、ご家族にとってこんな嬉しいことはないですもの」

収益よりも人を大事にする幸島さんの変わらぬ姿勢をお聞かせいただいて、とても嬉しく「これからも頑張ってね」と心からのエールを送りました。

3　特別養護老人ホームでもスローピング

特別養護老人ホーム横浜敬寿園（神奈川県横浜市泉区、定員一一〇名）

開設間もない頃、ご家族から「運動不足にならないように機能訓練をしてほしい」との強い要望を受け、施設長ご自身困っておられたところに、私の看護学校時代の同期・野口さんとの出会いがありました。

野口さんは三年間、デイサービス邑で機能訓練の経験を積んだことにより、要介護者であってもスローピングによって明るく楽しく元気に生活できることを得心しました。その経験が施設長の関心を呼ぶところとなり、週三日、機能訓練指導員として勤務することになったといいます。

機能訓練内容

リハビリ体操は上半身運動からスローピングを取り入れた下半身運動にいたるまで、全身にわたってきめ細かく行われます。

そのうちスローピングは、まず車いすの足元に台を置き、前方の手すりにつかまって右足から台に上り、左足も上げ左右の足をそろえます。次に右足から後ろに下りて、左足も下ろして左右の足をそろえます。「のぼって」、「おりて」と自分たちで号令をかけながら、この動作を一〇回繰り返します。左足からも同様に一〇回。次いで、後ろ向きに同じように右足から後ろに上って前に下りるを五回。左足も同様に五回。「頭がすっきりすると喜ばれるんですよ」と野口さん。

金沢施設長と野口さんにお話をうかがうことができました。

金沢施設長「野口さんには本当によくやってもらっています。入所者にとって自立支援という面からも機能訓練はとても大切なことであると思っており、これからもぜひ頑張ってもらいたいと思っています」

野口さん「最初は大変だったの。立つこともままならない入居者の方々に立ってもらうこと、声を出してもらうことが。でも皆さんこの日を本当に楽しみに待っててくださるの。立って座ってを繰り返すだけでも違うのよね。スロ－ピング台に上って下りてを左右五回ずつやるだけでも息が上がって、ほほがピンク色に染まるのよ。〝ヤッター！〟という達成感なんでしょうね。笑顔に包まれる入所者の方々とご一緒に私も元気をいただいてるの。

スローピングは本当にいい運動よね。理想は週四回だけど、入所者の方々にとってたとえ週一回でもやらないよりはやったほうがはるかにいいと思うし、少しでもお元気になられて、ご家族の方々にも喜んでいただけたら嬉しいですよね。

それに先生（嘱託医師）から、『薬漬けにしていて、寝かせっぱなしでいいのか！　日常生活を営む上で必要な機能を維持する訓練をする必要がある』って。先生がそうおっしゃってくださるのでとても心強いですね」

特養におけるリハビリ目的とは

「特別養護老人ホームは本来、治療や療養の場ではなく、生活の場である。人間らしく生きていく営みを、家族とではなく社会的関係を持った職員とともに実現する場所といえる。人間らしく生きていくための支援とは、まず第一に『寝たきりにしない、させない』の具体化から始まる」（特別養護老人ホームシルバー日吉介護部長　高口光子さん）

この高口さんの定義からすると、特養にこそスローピングは必要なものであったのです。

機能訓練参加者の感想は、「気持ちがよかった！」「体もうかなと思ったけれど、参加してよかった」「立位は辛いけれど後が楽だ」「もっと回数を増やしてほしい」「緊張感があっていい」などなど……。

野口さんは、「リハビリの日を楽しみにしてくれる。明るく活き活きと笑顔が出るようになった」とおっしゃいます。「体操後、少し汗をかき、頬が赤味をおび、笑い声が出て和やかな雰囲気になる。また、どんな小さな動きが出来た時でも、『上手ですネ！』と声をかけると、さらに意欲が出て手足が動き、反応が良くなり、心身のリフレッシュをしている姿に感動します」とも。そして「参加を喜んで続けている方々は心身のレベル低下はないようです」「介助・入浴、排泄、食事、移動などが楽になっていると、ヘルパーさんから喜ばれています」とのことです。

終の住処であるはずの特別養護老人ホーム。待って待って待ちわびてやっと入居できたのに、病気やけがで三ヵ月部屋を空けると退去しなければならない現実があることを知って驚きました。いざそうなった時、ご本人はもちろんのこと、ご家族の戸惑いはさぞかし大きいに違いありません。ぜひともスローピングで足腰を鍛えて骨を丈夫にし、たとえ転倒しても骨折しないように、また免疫力を高めて病気になりにくい体を作り、人生の最後まで安心して明るく元気に過ごされるように援助したいものです。

4　個人でスローピングを思い思いに楽しむ元気いっぱいの方々

スローピングはいつでもどこでも、一人でできる運動です。「一人ではなかなか続かない」という方もいらっしゃるいっぽうで、「一人だから続いているの」という方もいらっしゃいます。誰にも頼らずに一人で頑張って、「生涯元気」を目指すその心意気は見習いたいものがあります。ここでは、スローピングの取り組み方にも工夫を凝らした、一生懸命な方々をご紹介してみたいと思います。

最後まで元気でいたいから——S・Nさん（九〇歳、青森県平川市在住）

一〇年ほど前は、ひざが痛くて「階段なんて無理」。七年ほど前から「痛くても少しずつ階段を上り下りしたほうが、軟骨が再生してむしろ痛みが楽になる」と一念発起。家の階段一五段を毎日三往復、前向き後ろ向きと手すりを駆使して始めた。痛みを堪えながら、上りは赤ちゃんのようにハイハイ状態で工夫を重ね続けていたところ、痛みが少しずつ軽減して元気になっていく自分に気づいた。このハイハイ運動だが、よくよく考えてみると肺活量を増すためにも腕の力をつけるためにも最高の方法だと改めて思った。

青森女子師範学校出身のＳ・Ｎさんは、毎日、新聞二紙を隅から隅まで読む習慣がある。二〇〇八年、東奥日報連載のスローピング記事「九六歳川上立太郎　健やかあおもり長寿のコツ」を読んで、スローピング継続の効果にすっかり自信を持たれた。そして二〇一〇年に行われた女子師範学校一〇〇周年記念の会合に、付き添いなしに一人で出席してみたいと思い、ご長男夫婦の心配をよそに決行なさったという。

講演を聴いてから毎日しています——Ｔ・Ｙさん（八一歳、青森県深浦町在住）

二〇一〇年八月、深浦町の町民の方々を対象に講演させていただいた折、出席くださったＴ・Ｙさん。「いいお話を聞いたので次の日から早速始めました。車を運転するのでね、足腰が弱っては大変だと思って……」。

スローピングは早朝に。一段を上って下りてを一セットとし、左右一〇回ずつ三回行っている。一〇往復ずつ左右で六〇回、段数にして一日一二〇段。これを毎日だから、一年三六五日で四万三八〇〇段ということになる。階段一段上るごとに寿命が四秒延びるという話を聞いたことがある。まさしく「ちりも積もれば山となる」。

三〇年来の糖尿病が、短期間で大幅に改善——Ｈ・Ｓ氏（七四歳、青森市在住）

二〇〇七年二月八日の東奥日報「ティータイム」を読んで、その日から散歩の途中に、逆スローピングも併せて毎日実行している。

H・Sさんは四〇歳頃、糖尿病を発症。また、過去に狭心症により心臓バイパス手術を二回行った。血糖値は空腹時で二二〇～二七〇程度、ヘモグロビンA1c基準値は六・二～七・六の状態が三〇年ほど続いていたという。

血糖値とA1cの状況は、トレーニングを始めて一ヵ月ぐらいで改善。主治医の先生も血糖値が大幅に改善されたことに驚いた。「糖尿病の薬を三種類服用していますが、トレーニングを継続し、内服薬をゼロにしたいと考えています」。

胃がんの術後も元気いっぱい――Y・K氏（七二歳、横浜市在住）

Y・Kさんは一〇年前に胃がんの手術を受けた。再発防止にと早速スローピングに着手。通勤途中の駅の歩道橋で熱心に孤軍奮闘していた。前向き後ろ向きに上り下りする一見奇妙な行動に、「誰か声をかけてくれるかと楽しみにしていたが、誰もいないね」と、一緒にやる仲間がいない寂しさを感じながらも、五年近く続けた。

胃がん再発なしと自信を深めたからか、久しぶりにお会いした時、スローピングからウォーキングに変えたことを知った。「スローピング、また始めましょう。ウォーキングに比べて使われる筋肉作動量が全然違うんだから。安心していると怖いわよ」と助言。その後スローピングを再開されたことを電話で知ってホッとした。

乳がん術後はがん治療を受けないでスローピングに励む——T・N氏（七二歳、青森県平川市在住）

長年胸にしこりがあったが、男性でもあることだし大きくもならなかったので気にとめていなかった。二〇一〇年春、乳がんと診断されビックリ。即手術を勧められ受けた。「よくこんなもんで（がんが大きくならずに）長いこと収まっていたね」とドクターに言われた。

術後は抗がん剤、放射線療法は受けずに、スローピングで再発防止しようと決意した。以前からスローピングは習慣化していた。当時からあったしこりがまさか「がん」であったとは……怖くなって手術をしたが、がんが大きく成長しなかったのはスローピングをしていた効果であったに違いないと述懐される。

今は再発・転移防止に向けて熱心にスローピングを続けている。元自治体職員として活躍なさったT・Nさん、「講演先でもがんであることを隠さずに、僕はこのスローピングのお陰で生きているんですよ、医療費削減のためにやりましょうと呼びかけているんです」。

がんも怖くなくなった――（Y・Iさん、七六歳、青森県深浦町在住）

高血圧、心臓弁膜症、ひざ痛、足背にむくみと下腿に静脈瘤がある。降圧剤を服用中。自身の健康不安に怯えていた。スローピングのことは以前から聞いてはいたが、高齢の姉の介護もあってなかなか取り組めないでいた。ある時をきっかけに一念発起、毎日山道や階段を上り下りしたところ、二ヵ月ほどでひざ痛が消え、むくみもなくなった。

「今はとっても幸せよ。がんも怖くなくなったの。だってスローピングを毎日頑張れば、がんは逃げていっちゃうんですもの」といたって明るい。

骨密度が上がった――R・Yさん（八二歳、千葉県市川市在住）

長年リュウマチの夫を自宅介護しながらの生活であった。ご主人がリュウマチを患っていて足腰がままならなくなってきた頃、スローピングをお勧めする機会があった。ご主人は最初の頃ノートに回数を記入したりして頑張っておられたが、リュウマチの痛さに耐え切れず徐々に回数も日数も減って、ヘルパーさんとの車椅子での散歩が唯一の楽しみとなっていた。その後心筋梗塞で入院・手術。転院してまもなく、ご主人はあっけなく他界された。何のための手術だったのかとRさんは腑に落ちず悔やんだ。八〇歳という高齢でしかもリュウマチを患っていた身に、心臓の手術は負担が大き過ぎたのかもしれない。

Rさんは夫が使用していた台をベッドサイドに置いて、毎日スローピングをやるようになった。腰が曲がっているので起床時すぐにやる。時間が経つと体が曲がってしまうので苦しいのだという。電話口で「三〇〇段出来たの」と喜んでいたかと思ったら、五〇〇段から六〇〇段へといつの間にか増えている。「これまでいくら薬を飲んでも上がらなかった骨密度が上がったのよ」。年老いた母を心配した娘さんが盛んに同居を勧めるが、「大丈夫よ」ととりあわない。一人でも前向きに頑張る母親を見てご長男も娘さんも大喜びだ。

ひざ痛が楽になったのに再燃して――K・Oさん（七三歳、京都市在住）

昨年夫ががんで他界され一人暮らし。ショックと寂しさと介護疲れが重なって家から出るのが億劫になっていた。持病のひざ痛が悪化し、外出の際には杖をつかないと歩けなくなっていた。心配した姪御さんがスローピングのことを教えてくれ、一〇㎝程の低い段を用意してくれた。少しずつスローピングを頑張って杖なしでも歩けるようになっていたが、最近体調を崩したことから寝込み、ひざ痛が再燃した。「整形外科で五回注射をすることになり、四回目まで終えたので、五回終わったらまた少しずつスローピングを始めようと思っているんです」。

更年期うつ病から開放された――A・Yさん（四六歳、横浜市在住）

一七年前、職場でご一緒だったA・Yさん。明るく利発な彼女が二一歳で拒食症に、三四歳で強迫神経症に苦しまれていたことは少しも知らなかった。再会したのは二〇一〇年五月、巣鴨での二回目のスローピング講座が開かれたとき。その際、新たに当年一月頃から「更年期うつ病」で頭重感、憂鬱感に悩んでいたことを知った。スローピングは右脳を活性化させる。「今日のお話を聞いて、是非やってみたいなあと思ったんですよ」と彼女は期待感で目を輝かせた。

一週間後再び講座に顔を出してくれたA・Yさんは、爽やかな笑顔で次の日から会社の非常階段（内階段）で毎日スローピングに取り組んでいると報告してくれた。職場は四〇階建て高層ビルの一九階にある。一一階まで上っていったんフロアをぐるりと回って一段落し、一二階から一四階まで、前向きに後ろ向きにと上り下りを繰り返す。汗とり用のTシャツを着替えてから事務所に向かう。これを朝・昼・夕約一〇分ずつ行った。「なんとなく頭が軽くすっきりするんです」。

顕著な効果は数週間から数ヵ月かけてゆっくりと現れた。悩みだった頭重感、憂鬱感が徐々になくなって、物事を前向きに建設的に考えられるようになった。仕事の能率も以前より上がった気がする。「特に後ろ向き昇降は心地よく、右脳が活性化する感覚がはっきりありました。現在うつ病で薬に頼ってばかりいる人にはこの方法はとても効果があると思いますね」。

足元・関節がしっかりする、疲れがとれる——F・Tさん（五九歳、横浜市在住）

理容師・エステにと活躍中の友人F・Tさん。「仕事はとっても楽しいけれど、足が重く疲れるの」と。二〇一〇年、東京・品川で会い、高台にある公園でスローピング一段活用を実践することになった。「気持ちがいいね」と言っていた彼女、次の日から早速始めた。一セット二〇〇段を四～五セット、毎日熱心に続けた。すると足関節がしっかりしてきた。また疲れもとれてすっきりし元気になった。これは素晴らしい運動と、お客様にも勧められるぐらいにまでなった。

ところが翌年、首を痛めた。原因はおそらく寝違え。整形外科に通って治療してもらっているが、痛み止めが切れるとまた痛む。六月半ばまでスローピングを続けたが、痛くてやる気力が失せ現在は中断している。痛み止めは一日一回、痛いときだけ飲む。

「故障があって痛むことはやむをえないこと、やる気も失せることは誰にでもあること。楽しんで頑張ったときのことを思い出して少しずつ、またがんばろうね」と私。人間には自然治癒力があるから大丈夫。焦らず諦めないことと励ます。

「そうね、また少しずつ始めようかしら」。彼女の素直な言葉に私はホッとした。

家中階段だらけ、一日中上ったり下りたりよ――N・Wさん（七五歳、札幌市在住）

「私ね、毎日スローピングしてるの。家中階段だらけなんですもの。頭が少し重いなあと思うときには後ろから上るの。いい気持ち、頭がスッキリするのよね」と明るく元気なお声。なるほど、N・Wさんの家は斜面上に建っている。この年齢でこの元気さの秘密は、家の中の階段にあるのは間違いない。

朝、寝室から四段上って三歩歩き、リビングへ行くのにさらに九段上ってから三段上る。高さ二三cmの段だから、かなりいい運動になる。一日に何回も上ったり下りたりを繰り返すから、あえてスローピングのために時間をとらなくても、十分スローピングはしているという。なるほど……〝バリアフリー〟ではなく〝バリアアリー〟だから、一日何回も上って下りていたら足腰や心臓は強く丈夫になるに違いない。玄関を出ると高さ二〇cmの階段七段が待っている。外はかなり急な坂道である。その坂道を自転車でグイグイ上ってくるというのだからスゴイ。

ただ、スローピングの効果は、階段を何段か上って、しばらく別のことをしてから下りる、しばらくしてからまた上るという断続的な上り下りでは、残念ながらあまり得られない。たとえ一段でも五段でも、決めた段数の上り下りを二〇分くらい続けることによって体内温度を上昇させるなど卓越した効果が得られるのだ。一日の中で上ったり下りたりするのは筋力をつける上ではいいのだが……。

5　スローピングを「町民の健康づくり」に導入した青森県深浦町

青森県深浦町は私の大好きなふるさとです。青森県の西南部に位置し、西は日本海に面し、〝夕陽海岸ふかうら〟の美しさはまさに日本一。東は太いブナの原生林が神秘的な輝きを放つ、世界自然遺産白神山地に連なっています。

毎年一回開催される「深浦会東京」は、最近の町の様子を、町長はじめ町役場・町会議員の方々から率直にうかがえるのも楽しみの一つです。深浦町の人口は年々減少し、二〇一一年四月末現在、九九八八人と一万人をわずかに切りました。高齢化率三七％は県下で二番目に高いといいます。過疎の町で町民からの税収は減る一方なのに、医療・介護費用は年々増加。町のリーダー達にとっては頭の痛い問題であるに違いありません。

私はかねがね深浦町が明るく元気になるための第一歩は、「高齢者が年老いても元気であること」と思ってきました。そのためには山坂の多い深浦町にスローピングを根付かせ、移動に際して自動車に身を任せるのではなく、できるだけ自分の足で歩いて筋力をつけること。しかし、町に対してどのように働きかけたらよいものかわからなかったのです。

しかし願いはいつか叶うものです。二〇一〇年三月、深浦町副町長・本田満生さんから突然一通のお手紙を頂戴しました。その内容は岩崎村との町村合併五周年記念行事の一つとして「町民のためになる健康と運動について話をしてもらえないか」というものでした。願ってもないご要請に、私は心から感謝し、お受けしました。

そして同年八月二二日、ふるさとの皆様の前で、「ピンピン・スタスタ・介護なし スローピングでふかうらから日本を元気に‼」と題して講話と実技を行いました。実技においては、あらかじめ町民課で用意してくださった立派な杉の木台（高さ一五cm、奥行き三六cm、幅五三・五cm）一〇台を使って、包括支援センターの保健師、藪崎修子さん他の方々に助けていただいて楽しく無事終えることができました。

そして、町民の皆様の前で吉田満町長ご自身が、「スローピング継続」をお約束くださったのです。

一年後、吉田町長のお約束は見事に果たされていたのです。そして現在も継続中であることを知りました。さらに驚いたことに、本田満生副町長、石沢秀幸議会議長、そして町民課八木史課長とまさに深浦町のリーダーの方々がこぞってスローピングを実践・継続なさっておられ、各人が抱えていた体の悩み——吉田町長は血糖値、本田副町長は血圧・高脂血症、石沢議会議長は軽度脳卒中罹患・血圧、八木町民課長は変形性膝関節症——の改善結果に大変ご満足なさっていたのです。

ただ継続といっても重責の仕事を裁きながらの身、毎日定期的にということではなく、意識を持ってできる範囲で一生懸命頑張られたご様子でした。それでも医薬に極力頼らなくてもよくなっていることにびっくり仰天。さすが冬の日本海の荒海と戦っている深浦町のリーダーの方々は、〝津軽のじょっぱり根性〟があるなあと感銘しました。

町としての取り組み

深浦町のスローピングの今後の取り組みについて、八木町民課長にうかがいました。

・介護に陥らないための「介護予防の一環」として、全町に普及させようと思っている。
・ことはじめに、杉の木台四〇〇個発注し完成。
・社会福祉協議会が深浦町から委託を受けて実施する。一〇月、三七地区にある集会所

など に、一〇台くらいずつ了解を得たところから順次配布して活動を開始してもらう。

ここには週一回、六五歳以上の高齢者が一六人ほど集うといいます。これまでは趣味程度のものでしたが、一〇月からはスローピング台を配布したところから、週一回は介護に陥らないための運動をすることになるそうです。これが町としての第一歩。社会福祉協議会からの経過報告を見ながら次の手を考えていくそうです。

「生きがい活動支援事業」の詳しい活動内容については、保健師の藪崎さんにうかがいました。

「当事業は老人クラブ的な風潮を持ちます。ヘルパーの資格を持つ支援員一人を置いています。これまではカラオケ、ボール投げ、指体操、ゲームなど、担当の支援員がそれぞれ考えたメニューで行っていました。一〇月からは介護予防の機能訓練として本格的にスローピングが順次加わることになっています。実施方法は支援員に既に教育済みです」。

また、「深浦町では年一回秋、全町対象に『歩け歩け運動』が行われています。その際、『逆スローピング』の話を昨年、今年と二回行ったところ、そのあと町中や階段で後ろ上りをする人があちこち見かけるようになりました」と。これまた嬉しいお話でした。

これまで「生きがい活動支援センター」への参加者は女性がほとんどであったようです

が、これからはスローピングが入ることで、「広報ふかうら」などで新しい取り組みとして呼びかけをしてくださったら、きっと男性も気おくれせずに参加されるに違いないと思います。東京大田区のデイサービス邑他では、細かい手作業が苦手な男性もスローピングには喜んで参加される利用者さんが多かったものです。深浦町のみなさんにも是非男性の方々のご参加を期待しています。

6　スローピングでアルコール地獄から脱出

最後に、スローピングの考案者である奈良岡治成（国際スローピング協会代表）、私の夫と、私自身の事例を紹介します。

一九九七年五月のこと。代表は当時五八歳、若い頃からの大量飲酒がたたって、とことん肝臓を傷め生死の境を彷徨いました。「このまま死んでしまうなんて……嫌だ」「もう一度普通の生活に戻りたい」。その一心でした。

ふと頭をよぎったのが、若い頃に読んだ冊子にあったヒマラヤ地方・フンザの人々の姿。あの険しい山道を日常的に上り下りする強靭な足腰でした。それがヒントになり、思いはたぎったのです。

次の日、酒を絶ち、近くの浅間神社（横浜市西区）の階段二八段と六〇歩ほどの坂道を上っては下り、下りては上ってを何回も繰り返しました。来る日も来る日も同じコースの上り下りを繰り返したのです。

一週間もすると、澱んでいた目がキラキラと輝いてきました。そして「食べ物が美味い」「空気がきれいだ」と、全身汗まみれになって言ったのです。代表のこれまで見たこともないすがすがしい笑顔が印象的でした。不思議なことに、タバコの害でひっきりなしに吐き出していた痰がピタリと止んだのです。その変化に私は釘付けとなりました。

私は五三歳の時に発症したぜんそくによる咳・痰に苦しんでいました。しかも悪化の一途をたどっていました。ステロイド剤（当時はステロイド剤であることを知らなかった）の内服薬も欠かせませんでした。そんなときに代表のスローピングの効果を目の当たりにしたのです。「もしかして、ぜんそくにもいいのかもしれない……」「ぜんそくにサヨナラできたら……」、淡い期待に胸が膨らみました。

三週間後、私も代表の後に続きました。初めは一段上るごとに激しい咳・痰が。呼吸困難で辛い思いをしながらも、休まず、回数を少しずつ増やしながら行い続けました。

すると変化が現れました。痰の回数が激減していったのです。

あれから一四年が経ちました。「年をとってからのぜんそくは悪くはなっても治らない」と主治医から宣告されていたのですが、完治こそしていないものの、あの苦しさからは大幅に解放されました。その証拠に内服薬が五分の一以下に減ったし、風邪を引いて高熱を発したり、心身ともに疲労困憊状態にならない限り、寝こむほどの発作に見舞われることはなくなりました。

コツコツと毎日スローピングをやり続けたことが、医薬を超えたのです。年々高騰する医療費の削減にも、少しは貢献したことになるでしょうか。

代表は肝臓病完治に加え、持病の高血圧にもサヨナラしました。後に発覚した前立腺肥大症は、通常の二倍の大きさがあり即手術を勧められましたが、これも熱心に行ったスローピングによって短期間のうちに正常範囲にまで縮小させ、本人も私も周囲をも唖然とさせました。

きわめつけは前立腺がんに特異反応を示すPSA値が一〇・四（四・〇以下が正常範囲）にまで上昇。ここから、「絶対に退治してみせる！」と意気込んだ一年後正常値に。ところが油断大敵、その九ヵ月後には再び七・三に跳ね上がっていました。

「がんはしぶといな」と代表は苦笑い。「よし、ガンガンいこう！」とスローピングの回数を増やして再挑戦しました。その一年後、再び正常値を取り戻すことができたのです。がんをも制圧できたことで、代表のスローピング熱は極地に達しました。

「おい、タダで治っちゃうんだぞ、スローピングは凄い力があるよ」

「なんとしても広めなきゃ、人様のためだ」

ちなみに代表がこれまでに要した医療費は、検査代だけということになります。

第Ⅲ部　大反響！　広がるスローピングの輪

1　スローピングは増有酸素運動、ウォーキングの約二〇倍の効果

第Ⅲ部では、スローピングの効果を認めてくださった識者の声や、マスコミでの反響を紹介していきます。

スローピングは増有酸素運動。その理由は、ウォーキングに代表される有酸素運動よりも酸素摂取量が多いからです。

二〇〇五年、ＮＨＫテレビ「ご近所の底力」という番組で、吉岡利忠先生（弘前学院大学学長・日本体力医学会理事長・医学博士）の実験によってこのことが実証されました。その実験内容によると、傾斜五度の坂道を前向きに上った場合、空気摂取量は一二〇〇ml（平地では五〇〇ml）となり、同角度の後ろ向き上りでは一五〇〇mlに。平地歩行の二倍強～三倍の空気摂取量（酸素量は空気中の二〇・五八％）であることが明らかになったのです。歩幅の大きさ、スピードの掛け方によってはもっと期待できますね。

吉岡先生は一九九九年、雑誌『ゆほびか』（マキノ出版）に「坂の傾斜と運動の強度」について、ＲＭＲ＝安静時の代謝（エネルギー消費）と比べて、何倍の運動強度に当たる

かを示す指標を用いて図示されています。それによると坂道の傾斜はきつければきついほど運動効果がよりアップされるというものでもなく、わずか五～一〇度の傾斜でもウォーキングの二～三倍の運動効果が得られることが分かります。

このことは私自身のスローピング体験からも納得です。スローピングを始めたばかりの一九九八年当時、代表も私もゆるやかな坂道を避けて、きつめの、しかもできるだけ長めの坂道を探してはスローピングに励んでいました（傾斜一二～一四度超の片道約六五〇歩）。より運動効果を上げたいがために必死だったのです。しかし吉岡先生の教えによって、それはむしろ逆効果であったことが分かりました。

また最近、油圧シリンダーとステップを組み合わせた、「階段上り運動」ができる運動器具が話題になっています。まさにスローピングと同様の筋肉負荷が得られるこの器具、ヒップアップ効果や太もものシェイプアップ効果で、平地歩行を大きく上回る効果が実証されています。

酸素摂取量・運動強度・筋肉負荷……さまざまな指標でウォーキングを大きく超える効果が見られました。また逆スローピングでは、さまざまな効果がスローピングのさらに数倍になります。組み合わせ方によっては、精神面なども含め総合的にスローピングは、ウォーキングの約二〇倍の効果が期待できそうです。

2 人間は動かないとダメになる

「人間はしょせん動く生物です」と川上立太郎先生（日本医学協会特別顧問・内科医・医学博士、故人・享年九八）は『サンデー毎日』（二〇〇五年一一月一三日号）で、安静にする弊害について次のような興味深い実験結果を載せておられます。

我々の民族は狩猟民族で、男は野山をかけめぐって食料を得てきました。そこに適さない体の持ち主は死に絶えて子孫を残せませんでした。人類の進化は四万年前から止まっていますから、現在地球上に住む人間の体質は、四万年前と同じはずです。では、〈動く生物〉である人間が動かないとどうなるかを知るために三週間の安静実験が行われました。ベッドから起き上がってはいけないし、食事も排便も寝たままというわけです。どんな変化が肉体に起ったか。①翌日から尿のカルシウムが増える＝カルシウムが十分でも骨に圧力が加わらないと沈着しません。そのためカルシウムが溶け出してしまったのです。②筋肉が萎縮する。③三週間で糖尿病になり始める。膵臓にあるインシュリンを分泌する細胞に、十分に血液が行き届かない影響です。④がんが増える＝動物実験で証明されています。

川上先生は、生活習慣病を予防するには、毎日どれほどの運動量が必要なのかにも言及され、適切な運動として「スローピングが一番いい運動だ」と推奨してくださり、自らスローピングの実践者でもいらっしゃいました。

元来動くはずの人間が動かないだけで、こんな怖いことが実験でも証明されているのです。動きつづけていればこそ、血圧も血糖値もコレステロール値も正常に保たれ、健康で快適な日常生活を営むことができます。

それなのに、「歩くの嫌い！」といって、コンビニへ行くのも車、家ではテレビを見ながらゴロゴロ、チャンネルを変えるのも寝転んだままリモコンで。外出先ではエレベーターやエスカレーターにまっしぐら。こんな生活の繰り返しでは、必ずといっていいほど病気の虫にとりつかれてしまいます。

動かないことが人間に及ぼす悪影響

以前、心臓病のことで気になった記事があります。

一九六五年頃のことらしいのですが、イギリスのモーリス博士が、二階建てバスに勤務する運転手と車掌に注目しました。心臓病になる確率が車掌には少なく、運転手には多かったというのです。その統計から、体を勤かす仕事のほうが事務職よりも健康で長生きできると初めて提唱しました。なるほど、車掌は一階から二階へ、二階から一階へと一日の中でどれだけ上り下りを繰り返すか分かりません。一方の運転手は、じっと椅子に座ったままで、しかも事故を起こさないように神経だけをピリピリと働かせています。この差が心臓病になるかならないかに大きく影響していたわけです。

体を動かすことの重要性については、最近、テレビや新聞などでも報道が盛んです。ひざ・腰痛などは、むしろ動かした方が軟骨再生にいいと言われるようになっています。以前は湿布をして安静第一が常識でしたので、坂道・階段なんてタブーでした。医学の発達とともにあらゆる方面での研究が盛んになり、医療に携わるドクターたちの考え方にも大きな変化が現れているのです。

二〇〇七（平成一九）年六月二日『朝日新聞Ｂｅ』連載欄「95歳・私の証あるがまゝ行

く」で、日野原重明先生（国際聖路加病院理事長・医学博士）は、ベッド上で安静にしがちな入院中の患者の過ごし方について次のように警鐘を鳴らしておられます。

九〇年代までは、医学や看護の専門家の間でも安静は良いものだと思われていました。しかし、何もせず仰向けに寝ているだけで、病状や体調が良くなり、体力がつくということに根拠はありません。二一世紀に入り、体を動かさないでじっと寝ている「不動」の状態は、内臓や骨、筋肉、感覚器などにかえって悪影響をあたえることが実証されました。消化器系や泌尿器・生殖器系の器官の働きが規制され、便秘や体内に浮腫を起こすという結果も報告されています。筋力の衰え、骨粗しょう症、血行障害など、様々なトラブルを生じます。

六五歳以上を対象にした最近の米国での研究では、高齢者が一〇日間、トイレ以外に動かないでベッドの上に寝たままでいると、健康な人でも骨格筋が衰えてしまうことが実証されました。この研究結果のように、過度な安静状態は、かえって高齢者をダメにしてしまいます。この事実を、日本でも広く浸透させたいものです。これは高齢者に限らず、一般の入院患者にも当てはまることなのです。（中略）入院を要する手術や治療の場合でも、術後は可能な限り積極的に体を動かすほうが、病気の回復につながるからです。いっそのこと、昼間はベッドを壁の中に片付けるという、新しいスタイルの病室を作ったらどうかと私は考えています。皆さんはどう思われますか？

医療の常識は時代で変わる

嬉しいことに最近は、術後の早期リハビリが徹底研究されていて、退院後も楽に歩ける人が多くなっています。しかし、内科的入院ではリハビリもままならず、そのまま立てなくなってしまう人が多いようです。ただ、入院直前まで体をよく動かし筋力を付けていた人の場合は、退院後も意欲的に動き、回復が早く歩けるようになる人が多いといいます。

高齢者が歩けなくなるケースは入院ばかりではありません。介護施設入居でも同じようなことが起っています。特に個室が与えられている場合には、トイレ、洗面、ベッド、テレビがセットになっていて、特別な行事でもない限り、部屋から出るのは三度の食事とおやつの時だけです。バリアフリーでエレベーター完備。危ないので階段使用は禁止。自室に入ったらやることがないのでつい横になってしまう――その習慣が、入院患者を徐々に全身の筋力低下へと導いていくのです。

人間そのものは四万年前と変わらないというのに、時代によって、その時々の周りの環境によって左右される思い込みとは、恐ろしいことです。特に少子高齢化が加速する現代、年寄りは元気で自立していなければなりません。子供にも社会にも甘えてなんかいられないのです。それなのに入院とともに寝たきりになってしまったのでは、家族も社会も困るし国家の大きな税金の無駄遣いでもあります。世の中の指導者として、医師として現役の日野原先生のお言葉は本当に貴重であり、身に染みるものがあります。

3　スローピング、心身におよぼす絶大なる効果

生活習慣病も寄せ付けないスローピングとは、心身にどのようにかかわって絶大なる効果をもたらすのか、深く掘り下げてみましょう。

人間は元来動きたいという「生理的欲求」と、体に異変が生じたら自分で修復しようとする「自然治癒力」を生まれながらにして授かっています。つまり血圧が高ければ、体の方では、血圧を下げて元の健康体に戻ろうと努力します。血糖値だって、コレステロール値だって同じことです。その双方をスローピングが上手に、効率よく調整してくれるので

す。

スローピングの極意は、坂道や階段といった段差（傾斜）をコンパクトに上り下りを繰り返すことです。その運動効果は先に紹介したＮＨＫ「ご近所の底力」での実験の通り、酸素摂取量の大きな違いによります。平地歩行の二〜三倍、あるいは四倍とも言われます。上ってみれば分かることですが、坂道や階段を上るということは、心臓や肺にかなりの負担がかかり酸素を必要とします。このため無意識のうちに大きく息を吸って吐くという呼吸を繰り返さなければなりません。つまり、自然に身体に不可欠な酸素を沢山吸って肺胞に満たし、老廃物である炭酸ガスを肺の奥から吐き切るという作業を繰り返して、心肺機能を活発にするのです。

酸素摂取量の増大は、スローピングの大きな特性です。傾斜（段差）利用によって、全身の筋肉が広域深層にまで構造的に作動し、筋肉内の末梢血管が開き、スムーズに全身津々浦々まで、より多くの酸素と栄養が送り届けられます。そのため、心身の顕著な活性化と組織の再生・新生をも招来することになるのです。これに大股、スピードを加えると四倍の効果ということも十分頷けます。

吉岡先生は、先の『ゆほびか』誌でさらに次のようにスローピングの優れた点について解説されています。

スローピングは、早足で歩いて心肺機能や筋肉を維持するウォーキングの効果に、坂道を上り下りすることで、さらに筋肉に負荷をかけて、少ない時間で効率的に筋力もアップさせようというものです。スローピングはいってみれば自分の体を持ち上げる〝歩くダンベル体操〟なのです。運動には、①ウォーキングを代表とする、有酸素運動（酸素を効果的に取り入れる運動）であるアイソトニック運動（等張性運動）、②体をあまり動かさずに瞬発的に筋肉を使う、重量挙げなどを代表とするアイソメトリック運動（等尺性運動）があります。スローピングはある程度の時間を歩くことでアイソトニック運動であることはもちろん、ふだんはなかなかできないアイソメトリック運動としての筋肉トレーニングの側面を持っています。坂道にせよ階段にせよ、上がるときは体を足で持ち上げるわけですが、下りる際にもふだんあまり使わない多くの筋肉を使い、鍛える効果があるからです。また、山登りのように長い時間登って、また長い時間下るというものとは違い、二～三分ごとに上り下りを繰り返すことで、筋肉も心肺も、上がるときに使った分のエネルギーの欠乏状態を下りで回復するというサイクルを繰り返しますので、あまり体を酷使することなく心肺機能を鍛えられるのです。

交互に繰り返される身体への「負荷」と「回復」で、心臓も肺の機能も次第に強化されてくる。しかもこの繰り返しだからスローピングは疲れない。これがスローピングの優れた点であり、極意です。更に吉岡先生は、筋肉と毛細血管がスローピングによって効率よく鍛錬され、脳への刺激・老化・ボケ防止としても効果的であることを記述されています。

筋肉は、筋繊維と呼ばれるものが集まってできていますが、この筋繊維の周辺には、本来五～六本の毛細血管がつながっています。この毛細血管は、筋肉をあまり動かさない（運動しない）でいると、へっていって、筋肉を最低限動かすために必要な一～二本になってしまいます。しかし、スローピングでは、筋肉の伸長と収縮がウォーキングなどよりも効率的に行われて、本来使われなくてはならない血管すべてが稼動し、血管が鍛錬されます。血管が鍛錬されるということは、血管壁もまた鍛錬されるということです。すると、血管壁が柔軟になって血液がサラサラに流れますから、血圧が下がります。また、筋肉を鍛えることによって、体内の糖分も効率的に利用されるようになり、血糖値が下がります。つまりスローピングは、生活習慣病を予防するのに最適な運動なのです。

スローピングはもう一つ大きな効果があります。ジョギングやかなりの早足でのウォーキングでは、運動自体が大変なので、ただひたすら走る、歩くということになってしまいがちですが、個々人に合わせたペースで行うスローピングだと、観る・聴く・嗅ぐ・感じるといった五感がフル回転します。考えごともできます。このことが、脳にもよい刺激を与え、老化やボケ防止としても効果的なのです。

吉岡先生がおっしゃるとおり、実際にスローピングを体験した多くの方々が、終わった後に「爽やかだ」「気持ちいい」と感想を述べています。

認知症は九割が生活習慣を原因としている

脳への刺激については、二〇〇三年九月二八日東海テレビ『それってホント!?』という番組の中で、階段を前向き・後向きで四段程度四～五回上り下りを繰り返したときの脳の血流実験が公開されました。のちに私たちは「トマトの画像」と名付けたのですが、左脳・右脳ともに真っ赤に熟れたトマトのようにその画像が見えたのです。実験に立ち会われた中京大学教授・湯浅影元先生が「あっ、これはすごい！」と感嘆の声を発せられていました。この実験で驚いたのは、前向きでの上り下りで左脳は真っ赤になりましたが、右脳の方はさほど赤くはならなかったのです。ところが後ろ向きに上り下りを繰り返したところ、左脳・右脳ともに真っ赤になってしまった……。スローピングの醍醐味は、この後向きでの上り下り（逆スローピング）です。それがこれほどにまで右脳を活性化させるとは！

スローピングも「継続は力」

私たちの体内を巡る血管は全長なんとおよそ地球二周半・一〇万㎞もあるといいます。酸素や栄養を含んだ血液と炭酸ガスや老廃物を含んだ血液の交換が行われる先端の毛細血管は、直径わずか百分の一㎜。その超極細の血管も、スローピングによって全開して酸素や栄養物が体内の臓器・細胞一つひとつに送り届けられ、不要となった炭酸ガスや老廃物も体外にきれいに排出されます。

代表がスローピングを始めた当初からいつも口にしていることがあります。

「フラスコの水だってしじゅう撹拌していれば、ボウフラはわかないだろ？」

つまり私たちの身体も、いつも動かして毛細血管を広げ、血液の流れを良くしていれば、病気の虫にはとりつかれなくてすむという意味なのです。心臓は自分の使命が果たせたことで満足し、司令塔である脳も喜ぶ。いわゆる良循環で血圧も血糖値もコレステロール値も中性脂肪も下がって正常値になる。みんながハッピーなのです。この原理はいたって単純明解そのものです。

血圧が高いからとスローピングを本格的に毎日続けた人は、一週間めあたりから下がり始め、約二ヵ月で見事に正常値に落着きビックリされることが多いです。代表も二ヵ月で大幅に血圧が下がりました。

「継続は力」です。たとえ生まれつき血圧が下がらない体質を持った人であっても、下がらないからといって、しょげることはありません。スローピングの継続によって血管そのものが柔軟になっていれば、なんらかの影響で急に血圧が上昇しても、脳の血管が簡単に破れることがなく、脳卒中の危険を回避できるに違いありません。何事にも努力したことに無駄はありません。ずっとあきらめないで続けることが大切です。

スローピングで体内温度は四〇度に

「がんだけは違うでしょ?」と思われている方のために一言。

私は、スローピングさえ熱心に続けていれば、がんにもかからないと信じています。その理由は、ある時ある新聞で、石原結實先生(医学博士、石原クリニック院長)のがん細胞に関する記事と出会ったからです。その記事にはこう書いてありました。

がんは、頭のてっぺんから足の先までどこにでも発生する。しかし、心臓がん、脾臓がん、小腸がんなどというのは、ほとんど聞いたことがない。心臓は四六時中動いており発熱が旺盛な臓器であるし、脾臓は赤血球が集まって赤みがかった体温の高い臓器だ。小腸は、食物を消化・吸収するために激しく動き体熱の高い臓器である。つまり、体熱の高い臓器にはがんは発生しないのである。事実がん細胞は、三五・〇度の低体温でいちばん増殖するとされ、三九・三度以上の高熱にさらされると死滅する。(中略)ドイツのゴッシュ医博が一八六六年、世界で初めて、がんが自然治癒した症例を数例、発表したが、全員、がん罹患後に肺炎や丹毒を患い、高熱が出た患者だったという。

がんは熱に弱い。よって、がんの予防、再発防止には、日頃、入浴、サウナ、スポーツ、カラオケ、趣味への没頭……などで、体温を上げることを心掛ける必要がある。

スローピングはとにかくよく汗をかきます。果たして体内温度はどのくらいになるものなんだろう――吉岡先生に電話で聞いてみると、先生は即座に「四〇度にはなるでしょうね」。

そう、スローピングは体内温度を上昇させることで、がんをも征圧できるのです。

がん細胞は誰の体内でも毎日三〇〇〇～五〇〇〇個も芽生えるといいます。しかし毎日スローピングをしていれば、芽生えても、毎日やっつけることができるということなのです。

4 朝日新聞朝刊一面と三面に〝スローピング〟登場！

二〇〇二年一月一六日、朝から電話がジャンジャン鳴りました。朝日新聞にスローピングが載ったのです。タイトルは〝「ウォーキングより効果的」スローピングに注目　坂道歩こう　普段は使わぬ筋肉鍛える〟。

記事は三浦市総合体育館で毎週行われている鶴谷洪江氏主宰「銀子の体操教室」風景の取材です。参加者は五〇～七〇代の男女二〇人あまり。ストレッチや屈伸など約一時間半のメニューの中ほどに、スローピングがあります。約三〇段の階段を手すりを使い、「イチ、ニ、イチ、ニ」とかけ声をかけながら、「後向きに上り、後向きに下りる」を一五分間繰り返すというもの。

スローピングを取り入れて約一年間、受講生の身体への効果が如実に示されていました。

「三年前に大腿骨を骨折し、手術後は体を動かすことも大変だったが、スローピングを始めたら台所の下の棚にある物を自分で取り出せるし、庭の草むしりも出来るようになった」という六〇代の女性。ひざが痛み、バスのステップがのぼれず、通勤もタクシーを利用していた六〇代の女性は、「最初は恐る恐るだったが、楽に階段を上れるようになった。駅のトイレもしゃがめる。旅行も楽しみになった」と喜びます。「足元がしっかりしてつまずかなくなった。転倒防止にいい」とは七〇代の男性。またこの日初めてという五〇代の女性は、「後向きは思っていたよりむずかしかったが、だんだん慣れて楽しくできた。ふだんと違う足の疲れがあって心地よい。またやってみたい」と話していました。

同紙面、医師からのコメントは先述の吉岡先生。

「歩く、すわる、立ちあがるなど、私たちは日常生活のすべての場面で筋肉を使っている。筋力の維持には、多少の負荷をかけてトレーニングをすることが必要だ。スローピングは適度な刺激を与え、ゆるやかな傾斜でも運動量は平地の二～三倍になる。心肺機能を高めるなどウォーキングの効果に加え、少ない時間で筋力をアップできる。持久力や平衡感覚も向上する。無理せず、徐々に、自分のペースでやるのが大切で、じんわりと汗をかく程度、一緒にやる人と話ができるくらいが目安。近所の坂道などを利用して、家族や友人と景色を楽しみながらやるとよいだろう」

記事の反響はたいへんなものがありました。問い合わせをいただいた一般の方のうち、七二・五％が六〇歳以上で、ひざ・腰の痛み、転びやすい、筋力弱いという方が五五人中三四人・六一・八％（男性八人、女性が二六人）。ひざ・腰の痛みは圧倒的に女性の方に多く、「通院してもなかなか治らず、どうしたらいいものか……」と困っておられ、「私もスローピングをやってみたい」――半信半疑、わらをもつかむ思いで電話を掛けてこられた方が多くいらっしゃいました。

また、体操教室（エアロビクス、太極拳、ダンスなど）を運営しておられる教師の方は、「教室の中でスローピングを取り入れたい」とおっしゃってくださいました。愉しんで運動していても、ひざ・腰が痛くなって途中で止めてしまう受講生が多く、対処法がなく困っていたということでした。

各方面から取材が殺到

この記事が起爆剤となって、新聞、テレビ、ラジオ、健康雑誌、情報誌などからの取材申し込みがめまぐるしく続きました。

代表・奈良岡治成の監修で、横浜のシンボル、ランドマークタワーを背景にビデオ『スローピング入門』（コアラブックス社）が完成。ビデオの中には、川上先生と吉岡先生のお話がたっぷりと収録されています。現在はＤＶＤとして入手できます。

次いで小冊子『スローピング』も、社会保険新報社から夫の監修で出版されました。現在カタログとして「国際スローピング協会ホームページ」に載せてありますのでご覧ください。

取材のたびにきまって聞かれることがあります。「会員は何人ですか？」「年会費はいくらですか？」。

「こんな簡単で誰にでもできる運動に、会員制だなんて……」が、私たちの正直なところです。会費をもらっても、そのご本人がスローピングを継続していかなければ生涯健康なんて不可能。無駄な会費をいただくことになります。

「私は三日坊主だから……」なんてちっぽけなことは言わないで、ずっと継続して、生涯健康という最高の賜物をご享受いただきたいと思います。

高齢社会には必需品

私の夢――それは、スローピング場を設置してほしいということです。

スローピングの良さは後ろ向きの逆スローピングにあります。しかし危ないという理由でなかなか普及できません。言葉を知る人もとても少ないです。通常の坂道は車や人が通

ります し、駅や歩道橋の階段も人が通ります。通らないところといえば公園・遊園地。このようなところに手すり付の「スローピング場」を設置できればよいと思っています。

でも、これは夢物語ではなく、高齢社会には必需品であると考えています。人様に頼らなくてもひとりで「ピンピン・スタスタ・介護なし」を楽しみながらスローピングするなんて素敵でしょ。元気老人でいてほしい、医療・介護費を少しでも減らしたいと心の底から思うなら、国を挙げて、危険のないところでの自己トレーニング場を設置するべきではないかと私は真剣に考えています。そう思いませんか？

今すぐスローピングを始めよう

京都市で健康フォーラム「どう防ぐ生活習慣病」が開かれました。基調講演の中で吉岡利忠・弘前学院大学長（医学博士、日本体力医学会理事長）は、生活習慣病を防ぐためのキャッチフレーズを次のように提唱されました。

「1に運動　2に運動　3・4に運動　5に食事　6に禁煙　7くすり」

いかに運動が大切であるか、これを見てもわかります。光栄にもその中で、生活習慣病を防ぐには、ウォーキングの実践とともにスローピングもお勧めくださっています。

現在、血圧が高い、血糖値が高い、コレステロール値が高い、中性脂肪値が高い、肥満、うつ病、認知症、がん、ひざ・腰痛……と悩んでいるあなた、早速スローピングにとりかかってみてください。「嘘」か「真」か、なんて考えている暇はありません。病気も老いも休みなくあなたの体内で進行中です。

スローピングをしっかり継続した二ヵ月後、あなたの顔からは「不安」という二文字が消え、希望に満ち満ちた明るく爽やかな笑顔が輝いていることでしょう。

前向きに、意欲を持って努力しつづけるあなたにだからこそ、勝利の女神は微笑むのです。

そんなあなたを私は心から応援します。

あとがき

「ピンピン・スタスタ・介護なし」この一冊をと、私は強く思っていた。その理由は父の死に起因する。父は「元気一〇〇歳」を目指し、九〇歳を過ぎてもルームウォーカーで足腰を鍛え、庭の手入れをし、日記も書いた。帰省のたびに見る元気な父の姿は私の誇りであった。生涯元気な父の姿を当然の如く思い描いていた。しかし九三歳、玄関先で転倒骨折手術。やっと歩けるまでに回復はしたが、六ヶ月間の入院中にボケてしまった。帰省しても私を娘とは判断できない父を見るのが辛かった。姉夫婦の献身的な介護もむなしく九六歳で終わった。

親がボケる。これほど寂しく侘びしいことはない。私は子供たちのためにも絶対にボケてはならないと固く思った。しかし当時、ボケないという保証はどこにもなく将来が不安だった。社会的な宿題・人間として完全燃焼するという一大テーマが残されている。

スローピング誕生は、父が逝って一年後のことである。これがあと五年早かったらさぞかし父は喜んでスローピング継続をし、ボケ知らずに元気で一〇〇歳を迎えていたに違いない。「親孝行が間に合わず、残念だった」と今でも夫婦で述懐する。

日本はこれから超高齢社会を迎え、認知症はますます増え続ける。政策は医療・介護に気をとられ、本来人間が授かっている「自然治癒力」を生かして、幼い時から人間そのものを強くする教育がおろそかにされているような気がする。一新できるのは老若男女問わずスローピングを継続することである。国民一人ひとりが強い意識を持って自ら努力を重ね続けるならば、日本はおろか世界中の人々が元気で幸せになれる。お金を一円もかけずに人間強健となる。スローピングを「する」か「しない」か、二つに一つ。選択は自分である。単純で簡単。なんと素晴らしいことか！

この度、文明評論家・船瀬俊介先生のご紹介で花伝社社長・平田勝様のご厚意により刊行いたしました。こんな嬉しくありがたいことはありません。心から感謝申し上げます。編集にご尽力いただいた近藤志乃様、佐藤恭介様、素敵な一冊に、ありがとうございました。

過分な推薦文をお寄せくださった吉岡利忠先生には、スローピング命名以前からハラハラなさりながらも温かくお見守りくださいました。心より深謝申し上げます。

私の郷里深浦町でスローピングを導入。町民のために率先垂範くださった町長吉田満様はじめリーダーの皆様・町の皆々様に感謝いたします。壮健な深浦町のご発展を切望いたします。お世話になりました大勢の皆皆様、心より御礼申し上げます。最後に同志である代表・夫治成にも心から「ありがとう!」。

奈良岡紘子

国際スローピング協会とは

1997年にスタート。スローピング開発者・奈良岡治成（著者の夫）が代表を務める国際スローピング協会は、15年間に亘るスローピング実践で、生活習慣病を1円もかけずに自分で治せることを発見、その手法を確立して現在に至る。スローピング継続によって得られる自然治癒力や免疫力を超える「活性力」を体系化する。老化防止と心身一元が「ピンピン・スタスタ・介護なし」を成立させる。この高結晶は人間力アップであり、生活の場でその質を向上させてやまない。

協会ではスローピングを導入される自治体、会社、グループを募集中です。

協会ホームページ　http://sloping.shichihuku.com

奈良岡紘子（ならおか・ひろこ）

1939 年山形県に生まれる。幼少の頃より青森県深浦町で過ごす。青森県立弘前高校を経て東京大学医学部付属看護学校卒業。同大学医学部付属病院、日本石油本社診療所、互恵会・大船中央病院勤務。84 年オムロン株式会社健康相談室開設と同時に勤務。消費者対応リーダーとして多忙な毎日をおくるなか、自らの経験から得た血圧の知識と血圧を正しく測ることの重要性について啓蒙・啓発に努める。
著書に『間違いだらけの血圧測定にさよなら』（主婦の友社）、『間違いだらけの血圧値』（日本ヴォーグ社）などがある。

スローピングでピンピン・スタスタ・介護なし

2012年2月15日　初版第 1 刷発行
2012年4月20日　初版第 2 刷発行

著者 ――― 奈良岡紘子
発行者 ―― 平田　勝
発行 ――― 花伝社
発売 ――― 共栄書房
〒101-0065　東京都千代田区西神田2-5-11出版輸送ビル2F
電話　　03-3263-3813
FAX　　03-3239-8272
E-mail　kadensha@muf.biglobe.ne.jp
URL　　http://kadensha.net
振替 ―――00140-6-59661
装幀 ――― 黒瀬章夫
イラスト ―駒見龍也
印刷・製本― シナノ印刷株式会社

ISBN978-4-7634-0626-2 C0075

SLOPING MEMO